TRAITÉ

DES MALADIES

DU POUMON.

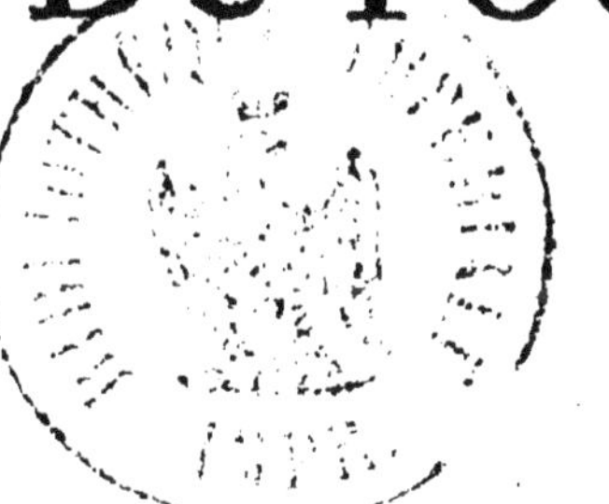

TRAITÉ
DES MALADIES
DU POUMON.

Par M. COSTE, Conseiller, Docteur en Médecine, ancien Médecin des Gardes de Sa Majesté le Roi de Prusse.

Patet omnibus veritas, nondum est occupata : multum ex illâ etiam futuris relictum est. *Senec.*

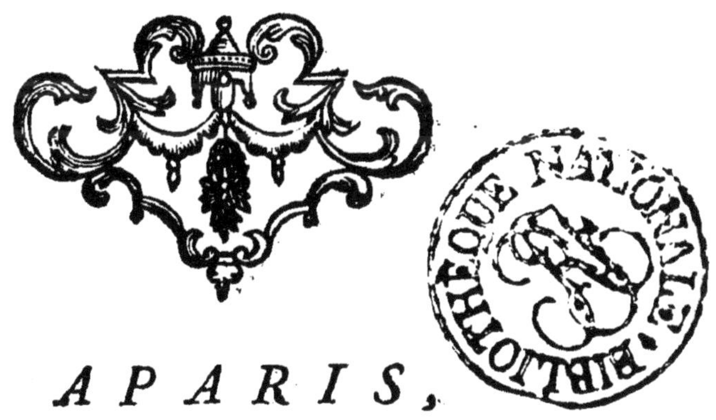

A PARIS,

Chez HERISSANT fils, rue S. Jacques.

M. DCC. LXVII.
Avec Approbation & Privilege du Roi.

A Monsieur

LE BARON VAN SWIETEN,

premier Médecin de Sa Majesté
Impériale la Reine de Hongrie.

Monsieur,

Je vous prie d'accepter ce petit
Traité-Pratique, non pas comme
un présent que je veuille vous faire,

mais comme un tribut légitime que je dois à vos lumières, & à vos talens supérieurs. Eclairez-moi s'il vous plaît, sur les défauts que vous y trouverez : vous engagerez ma reconnoissance, & je serai toujours avec la plus parfaite considération,

M O N S I E U R ;

Votre très - humble & très-obéissant serviteur COSTE, Conseiller, Docteur en Médecine.

A Paris
ce 4 Mars
1767.

PRÉFACE.

L E Poumon eſt l'organe le plus léger & le plus délicat du corps humain ; la moindre choſe peut l'offenſer ; l'impreſſion ſeule de l'air peut le bleſſer. Il eſt ſujet à quantité de maladies fâcheuſes , dont la moindre peut devenir promptement mortelle : & ce ſont celles-là dont je vais parler.

Je propoſerai la méthode que j'ai ſuivie dans le traitement des différentes maladies du Poumon ; j'expoſerai ce qu'on doit craindre & ce qu'on doit eſpérer dans chacune en particulier ; & j'indiquerai les ſecours qui m'ont paru les plus propres à prolonger la vie de ceux qu'il eſt phyſiquement impoſſible de guérir.

Abandonnant les ſyſtêmes à ceux qui les aiment, je n'en

ferai point ; ils font à la fois le plus grand ridicule de l'efprit, & l'opprobre des fciences. Les faits & l'expérience ont feuls le pouvoir d'éclairer les hommes, & ils ne favent abfolument rien de vrai en quelque genre que ce foit, que ce qu'ils ont puifé dans ces deux fources. Je ne dirai que ce que j'ai obfervé fur les malades, & ce que j'ai trouvé dans quantité de cada-vres. Il y aura quelques obfer-

vations dans le cours de l'Ouvrage , & je donnerai à la fin
la façon de préparer les médicamens qu'il faut adminis-
trer dans ces différentes maladies

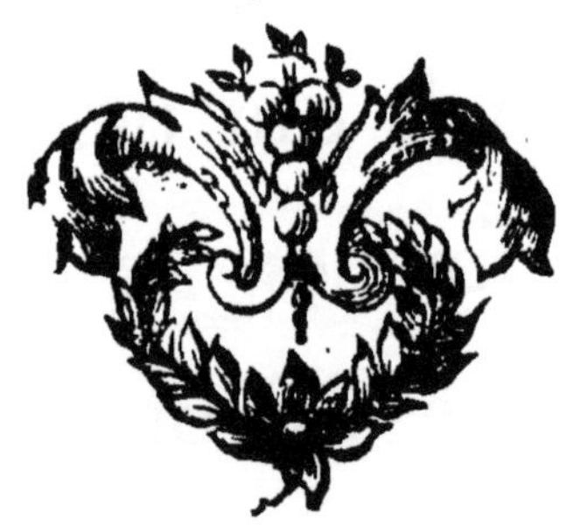

TABLE

DES CHAPITRES.

TABLE.

SECONDE PARTIE.

Fin de la Table.

TRAITÉ

TRAITÉ
DES MALADIES
DU POUMON.

CHAPITRE I.

De l'inflammation du Poumon.

LES caufes de l'inflammation du Poumon font en fi grand nombre, que rien ne feroit plus ennuyeux que d'en faire le détail. Je ne donnerai que les plus fréquentes, & je négligerai toutes celles qui font trop recherchées : le mal feul eft important ; la caufe l'eft fort rarement. La principale & la plus connue du Pu-

A

blic, c'eſt tout excès de mouvement capable d'échauffer juſqu'à la ſueur, à laquelle ſuccède un refroidiſſement trop ſubit, ſoit par le repos, ſoit par un coup de vent. Par exemple, une marche trop précipitée, la courſe, la danſe, des exercices violens, des travaux pénibles, trop d'agitation à cheval, ſont tous capables d'augmenter le mouvement du ſang, & d'en faire paſſer une ſi grande quantité dans le Poumon, que les vaiſſeaux qui y ſont en grand nombre en feront bientôt trop diſtendus & trop remplis. Si une partie de ce ſang y ſéjourne long-tems, ou s'y arrête par le froid, ou par quelque autre cauſe que ce puiſſe être, l'inflammation commence; la difficulté de reſpirer ſurvient; la fiévre, quoique d'abord aſſez médiocre, ne ceſſe pas; elle augmente vivement; la toux eſt forte; le malade eſt en danger.

Cette inflammation, quelque petite même qu'on puiſſe l'imaginer,
ne cédera jamais qu'à la ſaignée pluſieurs fois répétée : elle eſt abſolument ſeule capable de déſemplir les
grands vaiſſeaux & d'y faciliter le
retour du ſang qui s'eſt arrêté dans
ceux du Poumon. Il ſeroit abſurde
dans une maladie dont les ſuites
ſont ſi redoutables, de prétexter que
le malade, quel qu'il fût, eſt trop
foible pour qu'on puiſſe le ſaigner :
s'il a été aſſez fort pour ſe procurer
cette maladie, il eſt cent fois plus
fort qu'il ne faut pour ſupporter
la ſaignée ; il n'y a pas de milieu,
fût-il même incapable de ſe ſoutenir,
il faudroit d'abord lui tirer du ſang
pour arrêter les progrès de l'inflammation dont je viens de parler ;
autrement l'endroit du Poumon enflammé ſuppurera bientôt , & le malade en mourra certainement par
l'imprudence de celui qui auroit été

aſſez peu éclairé pour n'avoir pas connu l'alternative. Laquelle des deux conduites en effet ſeroit la plus ſenſée; ou de mener un homme ro-buſte au tombeau avec toute ſa force, crainte de l'affoiblir par la ſaignée; ou bien d'ôter pour un inſtant un peu des forces de cet homme, & le faire vivre quarante ans de plus?

Il n'y a qu'une voix unanime par-mi les Médecins expérimentés; ils ont tous vu que pour empêcher le malade de mourir à la ſuite des in-flammations de poitrine, il faut le ſaigner juſqu'à ce que tous les ſymp-tomes menaçans aient diſpâru. *Boer-haave, Mead, Baglivi,* & tous ceux qui leur reſſemblent, ſont poſitifs ſur cela. Certainement ſi la plus lé-gère inflammation de poitrine n'eſt pas promptement arrêtée, détruite par la ſaignée; bientôt la diminution du pouls, des petits friſſons, des ſueurs demi-froides, une difficulté

de respirer plus grande, vous diront
que la suppuration se rassemble pour
former un grand abcès dans le Poumon. Que deviendra la matière de
cet abcès quand il est formé ? ou
bien elle se répandra dans la poitrine s'il vient à s'y rompre, ou bien
le malade la rendra par la bouche,
soit en la vomissant presque tout-à-
coup, soit en la vuidant en plusieurs
jours. Mais cet état est très-périlleux;
n'étoit-il pas infiniment plus prudent
de le prévenir que de l'attendre ?

Quand on connoît que l'abscès du
Poumon a répandu dans la Poitrine
la matière qu'il contenoit, il faut le
presser de la faire sortir par l'opération de l'empième ; & si l'on traite
le malade convenablement, il y a
beaucoup de certitude qu'il en guérira : si au contraire on est follement
timide au point de retarder l'opération, cette suppuration deviendra putride, ou elle tuera le malade.

Soit que l'abcès du Poumon ait été rendu par la bouche, foit que s'étant répandu dans la poitrine on l'ait évacué par l'incifion, il faut mettre d'abord le malade à l'ufage des remèdes balfamiques pour nettoyer & déterger la poche qui contenoit le pus, & pour confolider le vafte ulcère que ce vuide a laiffé. Il faut faire prendre ces remèdes en grande quantité : ce font les feuls capables d'effectuer la guérifon. On ne doit pas négliger un régime convenable ; mais il faut bien prendre garde que la diète ne foit pas trop févère : fi on exténue le malade par une diète trop peu capable de le nourrir, il mourra, faute de pouvoir recruter fuffifamment des fucs nourriciers déja trop appauvris.

Quand l'inflammation du Poumon a été prefque générale & qu'elle les a occupés tous deux, elle aura attiré une fuppuration affreufe, dont l'un & l'autre feront remplis ; ou bien quan-

tité de petits abcès femés à des dif-
tances prefque égales , y paroîtront
partout. Plus on aura négligé la faignée dans le temps de l'inflammation,
plus il fe formera de fuppuration.
Souvent il ne fe forme qu'un gros
abcès dans chaque Poumon ; on les
rend quelquefois aifément par la
bouche ; quelquefois ils fe rompent
tous deux dans la poitrine. Il arrive
fouvent auffi , que fans la moindre
trace d'aucun abcès diftinct , le Poumon eft tout abreuvé de matière, à-
peu-près comme une éponge eft
abreuvée d'eau quand elle y a trem-
pé. Coupez ces Poumons à l'ouverture des cadavres , il n'en découle
rien ; preffez - les , la fuppuration en
fort abondamment de toute part.

Chez les perfonnes âgées , j'ai vu
que quand l'inflammation du Poumon en occupoit le milieu, foit d'un
côté , foit des deux , il s'y formoit
une humeur à-peu-près groffe com-

me le poing, fur-tout quand on ne
les avoit pas faignés. La difficulté
de refpirer eft alors très-grande ; le
malade ne fent aucune douleur ; la
fièvre eft très- vive , le pouls petit.
Les friffons, les fueurs froides fe fuc-
cèdent ; l'affoupiffement léthargique
ne ceffe plus ; le malade meurt le 5
ou le 6 jour. Ces groffes tumeurs fe
convertiffent promptement en gangrène : quand on les fend en deux,
à l'ouverture des cadavres, elles of-
frent une couleur livide prefque
noire , elles exhalent une odeur vo-
latile urineufe ; ce qui eft certainement le figne d'une gangrène déja
fort avancée.

Si une feule moitié du Poumon ,
ayant été vivement enflammée ,
vient à fuppurer ; cette moitié peut
totalement fe réfoudre en matière ,
& ce Poumon eft anéanti. Cette
matière répandue remplit tout un
côté de la poitrine ; la pefanteur

cauſe une grande difficulté de reſpirer ; le malade perd la voix. Si
dans cet état on ne lui fait promptement l'opération de l'empième ,
quantité de cette ſuppuration repaſſe
dans le ſang & elle empoiſonne le
malade : des vertiges , des foibleſſes ,
des ſueurs froides , annoncent qu'il
va mourir dans un quart-d'heure.
A l'ouverture du cadavre on trouve
quatre ou cinq livres de ſuppuration
auſſi blanche & auſſi épaiſſe que de
la crême , mais plus de Poumon : de
l'autre côté on trouve le Poumon
bien conſtitué & tout entier. La
ſuppuration n'a eu lieu que parcequ'on n'a pas arrêté l'inflammation
par des ſaignées ſuffiſantes ; & la
matière a tué le malade , parcequ'on
ne l'a pas évacuée par l'opération
de l'empième. J'en ai une infinité
d'exemples , que la diſcrétion m'o-
blige de taire.

※

CHAPITRE II.
De la Vomique.

QUAND l'inflammation du Poumon se fixe à l'endroit où les bronches ont encore un certain diamètre, elle y fait naître souvent de fort gros abcès. La difficulté de respirer alors est presque suffoquante ; la fièvre est très-forte ; elle diminue quand toute la suppuration est rassemblée. Les frissons parcourent successivement toutes les parties du corps ; l'abcès se rompt, le malade le vomit aisément en moins d'une demi-heure : il continue pendant huit ou douze jours à cracher une étonnante quantité de matière qui se rassemble pendant son sommeil qui est alors plus doux & plus tranquille ; il respire plus à son aise ; mais la toux devient importune bientôt après, & la fièvre lente commen-

ce. Il eſt temps de recourir promptement aux remèdes balſamiques ,
pour nettoyer la pourriture de cette
poche qui contenoit l'abcès , & pour
empêcher qu'une trop grande quantité de ſuppuration ne repaſſe dans le
ſang , & que le malade ne reſte phti-
ſique : cela ne tarderoit pas , parceque
l'ulcère étant négligé il deviendroit
calleux ; & c'eſt l'accident le plus
funeſte : j'en ai beaucoup d'exemples. On connoît cet état du malade
à la qualité de la ſuppuration qu'il
crache , c'eſt-à-dire qu'elle eſt alors
aqueuſe à-peu-pres comme du petit
lait ; la toux eſt convulſive ; elle ne
ceſſe qu'à la mort qui n'eſt jamais
éloignée en pareil cas. Si au contraire
cette ſuppuration eſt d'une conſiſtan-
ce uniforme, reſſemblante à de la crême,il y a beaucoup d'eſpoir ; le malade
en guérit ſouvent. Cette ſuppuration
eſt quelquefois verte , quelquefois
jaune , n'importe , pourvu qu'elle ne

soit pas trop séreuse, l'espoir doit encore être entier : mais si elle devient puante, couleur de souris, ou brune, la mort n'est pas loin.

J'ai vu quantité d'autres vomiques survenir à la suite de quelques coups violens reçus à la poitrine, soit par devant, par le côté, ou par le dos. D'autres aussi, causées par des coups d'épée dans le Poumon, & certainement la plupart ont été très-bien guéries. J'en ai vu une singulière à l'Hôpital de Berg. Un Grenadier du Régiment de Piémont, nommé Villeneuve, reçut un coup d'épée dans le Poumon par le dos. L'inflammation, la violence de la fièvre firent craindre pour sa vie pendant huit à dix jours : alors les accidens ayant cessé, la difficulté de respirer devint suffocante. Vers le seizième jour de la maladie, lorsqu'on en désespéroit, & à l'instant qu'on pansoit la plaie, soit qu'on

eût touché le Poumon trop rude-
ment avec la fonde, il prit au malade
une toux très-violente ; l'abcès qui
s'étoit formé dans le Poumon fe
rompit ; il rendit par la bouche &
par la plaie du dos une affreufe
quantité de matière mêlée de fang.
On l'a traité comme il convient de
traiter conjointement l'empième &
la vomique, & il a très-bien guéri.

Un Officier du premier Bataillon
des Gardes de Sa Majefté le Roi de
Pruffe, s'étant échauffé dans une ma-
nœuvre militaire, fut faifi d'une légère douleur au Poumon ; on négli-
gea de le faigner , la fièvre devint
affez vive , & elle dura 15 jours ;
alors elle diminua ; la difficulté de
refpirer augmenta au point d'être
alarmante ; les friffons fe faifoient
fentir quatre à cinq fois par jour.
Cette indifpofition n'empêcha pas le
malade de faire fon fervice ; le zèle
l'emportoit chez lui fur la prudence.

Un matin étant de garde , il tomba dans une grande foiblesse accompagnée de sueurs froides , qui firent craindre pour ses jours. Avant que je fusse arrivé à son secours, il rendit par la bouche une vomique dont la quantité de matières mélées au sang pouvoit aller à plus d'une livre. Il cracha pendant quinze à vingt jours une si grande quantité de suppuration verte & jaune, que tous ses amis en furent effrayés. Cet Officier a été très-bien guéri , & il a fait toutes les campagnes de la dernière guerre : il ne lui est resté qu'une légère difficulté de respirer : d'ailleurs il est très-robuste, musculeux, & fort vif, sans autre inconvénient que cette respiration un peu gênée, & cet accident est toujours la suite d'un Poumon retréci & cicatrisé : il n'y a personne qui ayant rendu un grand abcès du Poumon , ne soit dans le même cas pour le reste de sa vie. J'ai trouvé dans de très-vieux cadavres, des traces d'une vomique rendue & guérie ; le Poumon d'un côté de la poitrine n'étoit pas gros comme le poing.

Il arrive souvent que les deux Poumons sont à la fois si violemment enflammés , qu'il n'est pas possible d'en arrêter l'incendie. La fièvre est alors terrible ; les yeux & le visage sont ardens ; le malade ne crache que des flegmes mêlés de sang ; il ne peut presque plus respirer. Le cœur , le péricarde , la plèvre , le dia_ phragme sont entraînés dans cette funeste destruction ; le délire , les sueurs froides , la suffocation annoncent une mort inévitable & très proche. A l'ouverture de ces cadavres on trouve que toutes les parties de la poitrine qui ont été enflammées sont d'un noir obscur ; elles sont molles , humides , puantes & gangrénées. Les hommes robustes trop adonnés à la boiſſon des liqueurs ſpiritueuſes, périſſent de cette redoutable maladie, plutôt que ceux qui ſont plus foibles: la vomique alors n'a jamais lieu.

Quand l'inflammation qui ſaiſit les deux Poumons n'eſt pas de cette violence, elle ſe termine toujours par la ſuppuration, ſi on a négligé de ſaigner ſuffiſamment. Alors les deux côtés de la poitrine ſont remplis de matière; le malade ne peut preſque plus reſpirer, il devient bouffi; il eſt blanc comme un marbre des pieds à la tête, parcequ'une grande quantité de cette matière a repaſſé dans le ſang; les Poumons ſe détruiſent preſque totalement. Les friſſons, les ſueurs froides, les hocquets ſe ſuccèdent fort vite; le malade meurt ſubitement. Si au contraire il arrive que cette énorme quantité de matière au lieu de ſe répandre dans la poitrine, reſte enfermée dans les

Poumons

Poumons comme dans deux facs; elle prend fon cours par la bouche, & elle fuffoque le malade, qui meurt en rendant ces monftrueufes vomiques.

Il en eft des inflammations du Poumon comme de toutes les autres; elles peuvent fe terminer par la réfolution, par la gangrène, par la fuppuration, ou par l'induration. Si l'inflammation finit par l'induration du Poumon, jamais elle ne manque de produire l'hydropifie de poitrine, furtout quand elle n'a eu lieu que d'un feul côté; alors il arrive très-fouvent que l'eau épanchée dans la cavité, pouffe & fait boffe au dehors des côtes, précifément comme quand cette cavité contient beaucoup de matière. Mais il importe très-peu que ce foit de l'eau ou de la matière qui fe foit accumulée dans la poitrine, il faut dans l'un & dans l'autre cas, donner, par l'opération de l'empième une iſſue libre à ces liqueurs épanchées de quelque part qu'elles ſe préſentent , autrement le malade eſt bientôt ſuffoqué.

On connoît ordinairement que c'eſt de l'eau qui eſt dans la poitrine , quand on eſt certain que le malade n'a pas eu une fièvre trop violente dans le temps de ſon inflammation du Poumon ; quand il conſerve un aſſez bon viſage malgré la difficulté de reſpirer qui l'accable ; quand il n'a pas eu de friſſons ; quand toute la peau de ſon corps eſt à-peu-près d'une teinte naturelle ; quand le viſage eſt bouffi ſans trop de pâleur , & que les paupières & les pieds commencent à s'enfler.

Si au contraire l'inflammation du Poumon & la fievre ont été violentes , que des friſſons bien marqués ſe ſoient fait ſentir ſouvent ; ſi le malade eſt d'un pâle blanc de marbre & qu'il ait quelquefois des foi-

bleſſes accompagnées de ſueurs demi-
froides , on peut être très - certain
alors que la poitrine ne contient que
de la ſuppuration.

J'ai vu très-ſouvent dans des cas
de ſuffocations , cauſées par des épan-
chemens dans la poitrine , tirer par
une ſeule ponction faite entre les der-
nières fauſſes côtes , juſqu'à quatre
livres de ſuppuration. Mais quand on
a attendu juſques-là , on a toujours
attendu trop tard : le malade meurt
vingt-quatre heures après l'opération. Si l'on veut réuſſir il faut être
beaucoup plus actif: dès le premier
inſtant qu'on a les ſignes d'un épan-
chement dans la poitrine , il faut
faire l'ouverture qui n'eſt pas fort
douloureuſe , & qui n'eſt abſolument
jamais dangereuſe par elle-même ,
ce ſera le moyen de conſerver la vie
à beaucoup de perſonnes : en diffé-
rant trop , on les perdra toutes.

Il eſt une maladie du Poumon aſsez rare , & dont je n'ai eu que trois exemples dans l'espace de trente-six ans. On ne peut jamais la deviner si l'on n'a pas recherché à la connoître par l'ouverture des cadavres de ceux qui en sont morts. On vous présente un malade foible, décharné, qui a perdu la voix au point que vous avez même de la peine à l'entendre quand il vous parle à l'oreille ; il ne donne pas le moindre signe de respiration ; il se plaint sans cesse que l'air lui manque ; il ne touffe ni ne crache jamais ; il n'a presque point de pouls ; on ne le sent que très-loin de l'endroit où il a coutume de battre ; quelquefois on ne le sent nulle part. Cet homme sans fièvre , sans douleur , sans accidens , meurt en une minute. Quelle est cette maladie ? un Poumon tres-vaste , entier, attaché à tout l'interieur de la poitrine , sans tubercule , sans abcès, sans tumeur , sans hydropisie , mais devenu d'une fubftance auffi ferme & auffi pulpeufe que le foie ; incapable d'admettre l'air néceffaire à la refpiration ; n'offrant prefque point de paffage à la circulation du fang, ayant par conféquent perdu tout mouvement. Cette rare maladie a commencé par une légere inflammation, qui ayant invefti peu à peu tout l'intérieur de la poitrine, & toute la furface de la membrane qui revêt le Poumon, a réuni ces parties & les a collées l'une à l'autre. Le mouvement du Poumon étant prefque arrêté par cette jonction, ce vifcère s'eft engorgé de plus en plus; il s'eft obftrué ; la circulation s'y eft ralenti; bientôt elle ne s'y pouvoit plus faire; le cœur n'en recevoit prefque plus de fang pour le chaffer dans les artères ; le pouls devoit donc être imperceptible; le mouvement du cœur, cet unique moteur de toute la machine humaine, alloit en diminuant,

& arrivoit insensiblement au terme de repos, qui étoit une mort douce & imprévue.

CHAPITRE III.

Péripneumonie fauſſe.

Soit en Automne, ſoit en Hiver, les vieilles gens qui s'expoſent au grand froid , ſont aiſément ſaiſis d'une inflammation du Poumon qui devient d'abord ſuffocante & mortelle ; elle tue le malade en très-peu de jours. Cette inflammation du Poumon eſt cependant toute ſemblable à la précédente : il n'y a que cette différence, que les vieilles gens ayant moins de ſang & moins de feu , l'incendie eſt moins vif. Le pouls eſt d'abord foible & lent , la difficulté de reſpirer eſt très-grande ; le pouls ſe relève ; il devient dur & fort ; la quantité de lymphe gluante & viſqueuſe qui bouche le Poumon de toute part , diminue bientôt la reſpiration au point qu'elle n'eſt plus ſenfible ; le pouls diminue auffi , & il fe perd enfin. Les fueurs froides & l'affoupiffement léthargique ne ceffent plus : le malade meurt le 3 ou le 4 jour.

Il faut être prompt à diftinguer cette maladie , & plus prompt encore à dégager le Poumon par deux faignées tout au plus , & fe hâter d'en détourner l'embarras par des laxatifs fouvent & conftamment répétés , autrement la fuffocation vous préviendra , & à l'ouverture du cadavre vous trouverez le Poumon violet, noir, & tout gonflé.

Les grands veficatoires appliqués aux deux jambes, depuis le jaret jufqu'au talon, font des effets merveilleux dans cette maladie , fi on les pofe dès qu'elle commence : ils fuffifent pour l'emporter totalement en moins de douze jours, pourvu qu'on les laiffe conftamment tout ce temps-là , obfervant de les changer tous

les

les trois jours. L'écoulement des sé-
rosités & de la suppuration produit
une si puissante diversion, qu'elle
sauve presque toujours le malade,
quand on n'a pas perdu de temps.

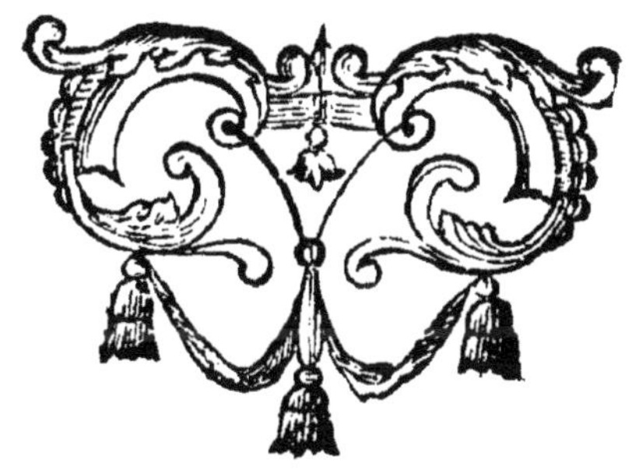

CHAPITRE IV.

De la Pleuréfie.

LA Pleuréfie n'eft point une maladie du Poumon, je n'en parle ici que parcequ'elle peut y communiquer des accidens fâcheux. Cette maladie n'eft autre chofe qu'une inflammation de la membrane délicate qui double toute la poitrine, & qu'on nomme la plèvre. Cette inflammation eft fi douloureufe à l'endroit qu'elle affecte, que le malade n'ofe pas refpirer : chaque fois qu'il refpire cependant, il fent des douleurs cruelles. La fiévre eft quelquefois obfcure, variée ; mais elle devient bientôt très-violente. Le malade ne commence à touffer que quand cette inflammation s'eft communiquée au Poumon : fans cela, on touffe très-rarement.

Si , au commencement de la maladie , la faignée a été négligée , la
plèvre enflammée fuppurera , il s'y
forme un abcès plus ou moins vafte.
Si cet abcès fe rompt au - dedans de
la poitrine , il y répand la matière
qu'il contenoit, & cette matiere pourrit le Poumon. Si la fuppuration fe
forme au dehors de la plèvre vers
les côtes, la matière fufe dans le tiffu
cellulaire ; elle fait au-dehors de la
poitrine un abcès qui perce quelquefois de foi-même, finon elle gliffe
fur les os du fternum qu'elle pénètre,
qu'elle carie , & dans ce cas-là le
malade meurt toujours de la confomption. Si cette fuppuration ayant
fufé par le tiffu cellulaire , comme
je viens de le dire, fe porte vers le
bas, elle peut produire un dépôt au
diaphragme , au foie , dans le mé-
fentère , fous la matrice , fous la
veffie. Dans ces différens incidens il
arrive prefque toujours que les ma-

lades reſtent phthiſiques. Quelquefois auſſi , la plèvre enflammée au lieu de ſuppurer , s'épaiſſit; elle durcit; elle s'oſſifie. Alors la poitrine n'eſt plus doublée d'une membrane quatre fois plus mince qu'une mouſſeline , mais elle ſe trouve doublée d'une lame oſſeuſe , de l'épaiſſeur d'un demi doigt ; & le malade meurt , après avoir trainé une triſte vie , qui n'eſt jamais longue , & qui eſt certainement toujours languiſſante.

Si l'inflammation , que celle de la plèvre a communiqué au Poumon , n'eſt que légère , ces deux parties s'uniront , & le Poumon reſtera attaché aux côtes. Le malade pourra vivre vingt ans avec une conſtante difficulté de reſpirer ; cependant elle ſera cauſe de ſa mort par la ſuite. Mais ſi la Pleuréſie fait naître au Poumon une inflammation plus violente , il ſuppurera bientôt , & le malade ſera expoſé à tous les accidens funestes dont j'ai parlé à l'article de l'inflammation du Poumon en particulier.

La saignée n'est pas moins nécessaire dans la Pleurésie, que dans l'inflammation du Poumon; elle est absolument & indispensablement le premier secours qu'on doive dans l'instant apporter à l'une & à l'autre: elle doit être même très-vivement répétée dans la Pleurésie; parceque si l'on ne parvient pas bientôt à empêcher la suppuration, les meilleurs moyens auroient péu de succès après qu'elle sera formée; & l'on pourroit légitimement rejeter sur la mal-adresse du Médecin, la mort d'une personne qu'on eût pu sauver très-aisément, si la sotte timidité ou le manque d'intelligence ne s'y fût opposée.

Quand le Poumon est seul attaqué, on peut y faire passer beaucoup de remèdes capables de le débarasser; mais en est-il de même pour la plè-

vre ? Ce qui peut arriver de plus fa-
vorable quand l'abcès de la Pleuréſie
eſt formé, c'eſt qu'il perce audehors
de la poitrine ; s'il perce audedans,
il faut très-promptement faire ſortir
la matière par l'inciſion de l'empième,
& l'on pourra guérir le malade.

L'accident le plus fréquent qui
ſurvienne à la ſuite d'une Pleuréſie
mal traitée, c'eſt l'adhérence du Poumon à la plèvre, accompagnée de
ſuppuration. On connoît aiſément
cette maladie fâcheuſe, parceque le
malade crache de la matière parfaitement digérée, & qu'il reſſent une
douleur très-vive & très-conſtante à
l'endroit de cette adhérence où étoit
le ſiège de l'inflammation dans le
commencement de la maladie. Dès
que l'on a ces ſignes réünis, qui ne
peuvent jamais être équivoques, il
eſt abſolument néceſſaire de faire
ouverture à la poitrine ſur le lieu
indiqué, pour donner iſſue à la ſup-

puration , & empêcher que le Poumon ne se détruise en entier. On aura alors la facilité de seringuer immédiatement dans l'ulcère , les remèdes propres à le guérir. Si à l'endroit où le malade sent de la douleur, il se présente un petit œdême , la certitude que c'est-là précisément le lieu du dépôt ou de l'ulcère , est équivalente à une démonstration ; on peut y faire ouverture en toute sûreté, n'importe de quel côté ni à quel endroit de la poitrine que ce soit : c'est un moyen très-capable de procurer une bonne guérison. Si on le néglige le malade est perdu , par les raisons que j'en donnerai plus loin.

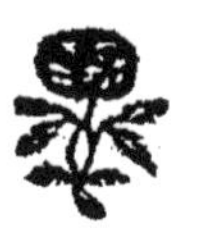

C 4

CHAPITRE V.
Du Catharre.

Ce qu'on nomme vulgairement Catharre, ou rhume du cerveau, n'eſt pas, comme le croyoient fauſſement les Anciens, un flux d'humeurs deſcendant immédiatement du cerveau. Le cerveau ne raſſemble point d'humeurs ; il n'a nul réſervoir pour les contenir, ni nulle route pour les laiſſer échapper.

Tout ce qui eſt capable d'arrêter la tranſpiration au viſage & à la tête, peut cauſer le Catharre. Ce prétendu rhume du cerveau, n'eſt autre choſe qu'une ſurabondance de ſéroſités & de *mucus*, arrêtés dans toute la membrane pituitaire. Cette ſurabondance de liqueurs arrêtées, gonfle & enflamme bientôt toute cette membrane pituitaire. Cette inflammation defcend très-fouvent dans la gorge, & elle y caufe la fquinancie ; ou bien elle s'avance dans la trachée-artère , & elle va porter l'incendie dans le Poumon : c'eft alors ce qu'on nomme un rhume tombé fur la poitrine. Ce rhume dégénère très-fouvent en une inflammation totale du Poumon, & l'on eft expofé à perdre la vie pour avoir méprifé une légère indifpofition que l'on croit être fort indifférente. Nous voyons tous les jours que quand on a négligé la faignée dans un rhume du cerveau accompagné de fièvre , on en doit redouter les fuites.

Il eft une autre efpèce de Catharre ou de rhume , qui commence immédiatement par la poitrine. Les caufes les plus ordinaires de celui-ci, font d'avoir eu les pieds mouillés , ou trop froids ; d'avoir refpiré le brouillard ou un air glacial ; d'avoir été faifi d'un grand froid en fortant d'un appartement trop chaud ; & cent autres caufes de la même efpèce, qui peuvent arrêter la tranfpiration. Il ne faut pas oublier de dire que de dormir à découvert dans un fauteuil, ou fur un canapé, immédiatement après le diner, eft une caufe certaine des plus fâcheux rhumes de poitrine.

Ce rhume de poitrine commence par une petite inflammation de la membrane délicate qui tapiffe la trachée artère & les bronches du Poumon. Cette petite inflammation caufe d'abord la fièvre ; la toux feche furvient ; la fuppuration ne tarde pas à fe former ; les crachats fuppurés s'annoncent le fixième ou le feptième jour ; ils font verds, jaunes, blancs, épais ; l'infpiration feule de l'air caufe de grandes douleurs aux endroits enflammés & déja écorchés, dépouillés par la fuppuration ; la toux eft alors fort fréquente, douloureufe ; la fièvre devient violente ; l'inflammation & la suppuration s'étendent enfin à tout le Poumon ; le malade devient phthisique, & il en peut mourir si l'on n'y apporte promptement les secours nécessaires. On voit qu'un rhume négligé peut pourrir tout le Poumon & tuer le malade. Deux ou trois petites saignées faites à propos dès le commencement de ce rhume, eussent prévenu tout le désordre, & la mort.

CHAPITRE VI.
Du Tubercule.

TUBERCULE ne veut dire autre chose qu'une petite tumeur : mais on emploie ce mot pour défigner un très-petit abcès du Poumon. Il eft fort rare qu'il ne s'en trouve qu'un ou deux à l'ouverture des cadavres de ceux qui en font morts ; rien au contraire n'eft plus fréquent que d'en trouver douze, vingt, trente ; quelquefois les deux Poumons en font totalement chargés. Quand les tubercules font en fi grand nombre, ils n'excèdent pas la groffeur d'une aveline ; quand ils font auffi gros que des mufcades, on n'en trouve pas plus de douze ; s'ils font de la groffeur d'un œuf de pigeon, on n'en voit que deux ou trois : mais alors ce ne font vraiment pas des tubercules ; ils méritent le nom de gros abcès.

Rien au monde n'eſt plus capable de pourrir le ſang, & de le diſpoſer à la ſuppuration, que de trop manger de viande. Les perſonnes qui mangent beaucoup de ragoûts, de jus, de coulis, d'eſſences de jambons ; ſont très-ſujets au Tubercule. A plus forte raiſon, les grands mangeurs qui ſoupent tous les jours & qui n'ont pas beaucoup d'exercice, en ſont-ils ſouvent affectés ; leurs Poumons en ſont quelquefois tout pourris.

Parmi les cauſes fréquentes de conſomption, qui ſont particulières à l'Angleterre, la quantité de viande qu'on a coutume d'y manger doit être conſidérée comme la plus puiſſante. On ne voit nulle part en Europe autant de Poumons ſuppurés: les Médecins de cette Nation ſont très-habiles en général, & fort exer-

cés dans le traitement des maladies
du Poumon.

Je ne dirai pas comment se forment les tubercules : ils se forment
comme tous les autres abcès. Il suf-
fira de dire que c'est une remarque
constante en pratique de Médecine,
que les Tubercules font ordinairement plus mortels que les grands
abcès du Poumon. On doit se souvenir que tout ce qui est capable d'at-
tirer la plus légère inflammation dans
le Poumon ; tout ce qui peut l'ob-
struer , le farcir , le boucher , ou le
gêner le moins du monde , peut faire
naître le Tubercule , & quantité de
Tubercules.

Une jeune Demoiselle âgée de dix
ans, d'une complexion très-délicate,
fut prise d'une toux très-violente. On
lui donna pendant dix jours tout ce
que l'on crut capable de la calmer :
cependant cette toux continuoit sans
cesse , & cet enfant étoit souvent sur

le point d'expirer. Ayant été appelé à fon fecours le onzième jour de la maladie , je lui trouvai le pouls très-vif , très-petit ; elle avoit une fort grande difficulté de refpirer , mais pas la moindre douleur à la poitrine. Il lui prit en ma préfence un accès de toux fi violent, que je vis prefque l'inftant où elle alloit fuffoquer ; la refpiration s'étant arrêtée un moment, fon vifage devint noir, & c'eft ce qui arrive prefque toujours dans la toux convulfive : on en meurt quelquefois en touffant. Je lui fis d'abord tirer une taffe & demie de fang du bras, & j'ordonnai qu'on en tirât autant le foir. Il ne me fut pas difficile de voir qu'il fe formoit un gros Tubercule dans le Poumon , ou plutôt un petit abcès. La toux ayant beaucoup diminué par le moyen des deux faignées , & d'une infufion de tuffilage adoucie avec du miel blanc , le fommeil devint plus long , & le danger de la suffocation n'étoit plus à craindre. Le dix-septième jour de la maladie, l'enfant rendit par une toux un peu forte, la matière du Tubercule qui se rompit dans cet instant ; & suivant ce que j'en vis, la quantité de matière suppurée qu'elle avoit rendue alloit à près d'une once. La sensibilité de l'ulcère qui restoit au Poumon, augmenta bientôt la toux, & elle devint plus fréquente qu'auparavant. Une autre saignée de six onces l'arrêta en deux jours : & moyennant l'usage des Remèdes balsamiques, cette jeune Demoiselle qui avoit craché de la suppuration pendant quatre mois, fut parfaitement guérie.

J'ai trouvé des malades qui étoient sujets à rendre par la bouche deux ou trois fois par an, la matière suppurée du Tubercule ; & cette suppuration duroit deux ou trois mois. J'en ai connu d'autres qui ne manquoient

jamais

jamais d'en être régulièrement in-
commodés aux approches de l'hiver,
& ces retours étoient exactement
périodiques tous les ans. Cette indifpofition eft affez fréquente chez les
femmes qui ont ceffé à 50 ans d'a-
voir leurs règles ; & chez les hommes du même âge, dont les hémorroïdes fluentes ont été détournées.

Le traitement de tous ces Tubercules doit rentrer dans la règle générale que je vais donner pour la
fuppuration du Poumon. Il importe
très-peu qu'un abcès foit grand ou
petit ; les moyens de guérir l'un fervent à guérir l'autre. Il eft affez fréquent de trouver à l'ouverture des
cadavres de ceux qui font morts du
Tubercule, une quantité étonnante
de ces petits abcès dont la matière
eft pétrifiée, & plus dure que de la
craie : ils font ordinairement dans
ce cas-là, la vraie caufe d'un Afthme

absolument incurable, & promptement mortel.

Quand les malades survivent aux accidens qui accompagnent ordinairement les différentes maladies dont j'ai parlé jusqu'ici, & qu'il leur est resté des ulcères aux Poumons, ou des petits abcès qui suppurent ; il s'agit de prévenir promptement la phthisie ou la consomption, qui suivroit nécessairement. Il faut être actif & diligent, & s'occuper sérieusement à corriger la qualité de la matière, à en diminuer l'abondance, & empêcher qu'elle ne repasse dans le sang. Si l'on se conduit bien, & que l'on commence encore à temps, on aura la satisfaction de sauver la vie à quantité de malades, qu'il n'est que trop ordinaire de croire désespérés, & qui le deviennent effectivement, parce qu'on a cru trop tôt qu'ils l'étoient.

CHAPITRE VII.

De l'Asthme.

U N E autre maladie du Poumon, qui n'est pas moins dangereuse que toutes celles dont j'ai parlé ci-devant ; maladie incommode & toujours effrayante ; dont les espèces sont assez nombreuses , & qu'on désespère de pouvoir jamais guérir, c'est l'Asthme. Ce mot *Asthme* ne signifie que difficulté de respirer : mais une difficulté de respirer n'est jamais que le symptôme d'une autre maladie souvent plus dangereuse encore. Je ne parlerai ici que de l'Asthme qui est causé par quelque maladie du Poumon : il y a cent autres causes de difficulté de respirer qui n'en dépendent jamais.

S'il est arrivé à la suite d'une légère inflammation de la membrane dont la trachée artère & les bron-ches du Poumon sont doublées, que ces membranes soient restées gon-flées, engorgées, épaissies; elles au-ront de beaucoup rétréci le passage de l'air nécessaire à la bonne respi-ration. Le malade, quelque effort qu'il fasse pour respirer, sentira que l'air lui manque; il voudra respirer plus souvent pour suppléer à ce dé-faut; & cependant il sera toujours mal à son aise, & l'air lui manquera toujours.

Rien n'est plus fréquent que de voir quantité de malades rester Asth-matiques à la suite d'une maladie du Poumon mal traitée. Les petites ex-trémités des bronches resteront obs-truées; elles ne permettront pas le passage à l'air qui doit arriver dans les vessicules; la respiration sera courte & souvent répétée. Ce sera bien pis encore quand la substance même du Poumon sera engorgée:

elle peut l'être par le gonflement de ses glandes , par la deſtruction & la cicatrice de ſes veſſicules qui auront ſuppuré , ou qui ayant été engorgées de ſang ou de lymphe , ſe feront totalement bouchées : enfin elles peuvent l'être par des concrétions gélatineuſes , ou pierreuſes , il n'y en a que trop d'exemples.

D'autres ne ſont aſthmatiques , que parceque les glandes filtrant une trop grande quantité de *mucus* épais , tous les paſſages de l'air les plus déliés en ſont ſans ceſſe bouchés & accablés ; & quoique le malade en rende ſouvent plus d'une livre ou deux par jour , il s'en forme continuellement une ſi grande abondance , que celle qui vient d'être rendue , eſt ſans ceſſe ſuivie d'une autre.

La plus fâcheuſe cauſe de l'Aſthme , c'eſt l'abus des liqueurs ſpiritueuſes. Non ſeulement ces funeſtes

liqueurs deſsèchent les vaiſſeaux ſanguins , les veſſicules , & les petites
bronches du Poumon ; mais auſſi elles
épaiſſiſſent ſi fort la lymphe, qu'elle
s'arrête par tout dans le Poumon, &
qu'elle le bouche abſolument. Tout
ce viſcère n'eſt bientôt plus qu'une
maſſe preſque auſſi ſolide que la rate :
il eſt impoſſible que l'air puiſſe entrer
en quantité ſuffiſante dans ce Poumon, ni qu'il puiſſe y paſſer aſſez de
ſang pour entretenir le mouvement
du cœur dont toute la vie dépend.
Ceux qui ſe réduiſent à cet état de
deſtruction, ſont abſolument perdus.
A l'ouverture de leur cadavre , non
ſeulement on leur trouve un Poumon ſolide & maſſif , mais ſouvent
auſſi les grandes bronches ſont oſſi-
fiées & remplies de concrétions pierreuſes.

Les perſonnes qui mangent trop
de viande ſont Aſthmatiques d'aſſez
bonne heure. Cet aliment produit

un fang trop gélatineux, trop gluant :
ce fang s'arrête aifément dans les
petits vaiffeaux capillaires qui arro-
fent les vefficules du Poumon, &
les extrémités des bronches. Ces petits vefficules s'obftruent, fe bouchent, elles n'admettent prefque plus
d'air, la refpiration eft plus d'à moitié perdue ; la circulation du fang
languit ; le malade devient foible ; il
maigrit ; il eft bientôt phthifique ; &
il meurt lorfqu'on s'y attend le
moins. Ou bien, ce qui eft encore
une autre fin plus fâcheufe de cette
efpèce d'Afthme, les malades périffent hydropiques fans qu'il y ait le
moindre fecours à leur offrir. Il en
faut dire autant de ceux qui vivent
de trop de beurre, de porc, de
viandes & de poiffons fumés & fa-
lés, ou d'autres femblables alimens
dont la propriété la plus connue,
eft moins celle de nourrir que de
pourrir le fang & de boucher le

Poumon. Par cette seule raison ; l'Asthme est infiniment plus fréquent en Angleterre , en Flandre , en Hollande , & généralement dans le Nord , que dans tout le reste de l'Europe ; les bons Médecins de ces différentes Nations en conviennent : cette maladie n'est presque pas connue chez les Peuples qui vivent d'alimens légers , de fruits, & de légumes.

Les tumeurs squirreuses du Poumon qui sont la suite d'une inflammation mal traitée , causent une espèce d'Asthme totalement incurable ; nul secours humain ne peut l'enlever : on peut seulement par la saignée répétée tous les deux ou trois mois à la quantité d'une tasse , soulager les malades : ce moyen prudemment employé , conjointement avec un régime bien entendu , fera vivre le malade dix ans de plus que s'il avoit été négligé : il en mourra cependant,

cependant, & ce fera par l'hydropifie. De même fi faute d'avoir été
faigné dans une légère inflammation de poitrine, le Poumon s'atta-
che aux côtes, le malade aura la refpiration gênée toute la vie. Ses jours
pourront être un peu longs, mais ils
en feront de beaucoup abrégés.

On ne foupçonne pas ordinairement, que d'être expofé à refpirer
fouvent la poullière, dans une promenade, dans un voyage, dans
quantité de travaux auxquels les
hommes fe foumettent, puiffe être
une caufe de l'obftruction du Poumon, & conféquemment d'un Afthme fouvent incurable. Je fais les frivoles objections que le vulgaire op-
pofe à cette vérité. Les plus grands
Médecins conviennent que quantité
de perfonnes, foit parceque leur pro-
feffion les y contraint, foit parce
qu'elles s'y expofent par ignorance,
périffent de maux de poitrine pour

avoir respiré de la poussière. On trouve à l'ouverture des cadavres de quelques Artisans, qui sont devenus Asthmatiques pour avoir admis trop de poussière dans leur Poumon en respirant, des obstructions funestes, & souvent des pétrifications. Tels sont entre autres, les Plâtriers, les Meuniers, les Boulangers, les Parfumeurs, les Tailleurs de pierre, les Maçons, les Forgerons, & quantité d'autres parmi lesquels j'ai toujours remarqué beaucoup d'Asthmatiques. Tout le monde tousse en entrant dans un appartement que l'on balaie, la poussière passe dans le Poumon, & elle l'irrite. Que sera-ce donc, si tous les jours on est enveloppé d'un atmosphère de poussière dans lequel il faut respirer continuellement. Les amateurs de la promenade & les voyageurs courent les mêmes dangers dans des endroits où la poussière vole.

C'eſt bien pis encore, ſi l'on ſe promène ou ſi l'on voyage dans des routes ſableuſes, il en peut réſulter de violentes hémorragies du Poumon, ou bien un Aſthme pierreux, qui ne laiſſe preſque pas de reſſource. On eſt quelquefois aſſez heureux pour rendre par la toux, des pierres très-groſſes & très-longues, dans l'Aſthme pétrifié ; le malade reſpire d'abord plus à ſon aiſe, il eſt mieux pluſieurs mois de ſuite ; j'en ai des exemples : on peut quelquefois en guérir. Cependant il arrive ordinairement que cet Aſthme pierreux détruit le malade par des hémorragies du Poumon, par des abcès qu'il y fait naître, par des ulcères. L'hydropiſie de poitrine en eſt ſouvent la ſuite, ou bien la ſuffocation tue le malade dans une minute.

Quand on a été ſujet aux fluxions de poitrine, à la Pleuréſie, s'il reſte une difficulté de reſpirer, on ſera

Asthmatique toute la vie sans le moindre espoir de guérison. Parce que, soit qu'on ait rendu une vomique qui aura beaucoup consommé du Poumon ; soit que ce Poumon ait été trop diminué par une suppuration plus lente qu'on aura rendu par les crachats ; il restera retréci, flétri, & quelquefois très-dur, ou bien il se sera attaché à la plèvre, au médiastin, ou au diaphragme, à la suite d'une légère inflammation négligée dans l'une & l'autre circonstances ; le Poumon ne pourra jamais plus avoir le mouvement libre, ni recevoir la quantité d'air nécessaire à la conservation de la vie. La carrière d'un tel malade est souvent racourcie de moitié : son Poumon ruiné le mène à la mort, en le faisant passer par des routes pleines de douleurs & d'amertume.

CHAPITRE VIII.

Pourriture du Poumon caufée par le virus Vénérien.

LES perſonnes de l'un & de l'autre ſexes, peuvent dès leur plus tendre jeuneſſe être attaquées du virus vénérien. Les enfans ont ſouvent le malheur de l'hériter de leurs parens, même avant la naiſſance ; ou bien ils le prennent avec le lait d'une nourrice infeѐtée. On ſait comment les adultes s'en empoiſonnent ; les occaſions n'en ſont que trop fréquentes.

La violence de ce virus accable les enfans de cent infirmités déplorables. Les moindres ſont des dartres, des puſtules, des condilomes, des écrouelles, des os cariés ou tortus, des boſſes pardevant & par derrière, des yeux bientôt privés de la lumière, &c. Mais ce qu'il y a de plus redoutable pour ces innocentes victimes, c'eſt que le virus ſe jette ſur leur Poumon : il eſt bien rare qu'ils puiſſent ſurvivre à ce déſaſtre.

Quand les grandes perſonnes ont, depuis quelques années, le ſang infecté du virus Vénérien, c'eſt ordinairement le Poumon qui s'en reſſent le plus. Cet organe délicat, qu'un ſang vicié arroſe à chaque inſtant, en eſt quelquefois totalement corrodé, ulcéré, pourri : le malade dans une phthiſie preſque déſeſpérée, s'anéantit de plus en plus ; il meurt. Le plus ſûr moyen de retarder ſa mort, c'eſt de le paſſer habilement par les remèdes pour détruire le virus Vénérien, qui eſt le principe de la maladie du Poumon. Il arrive quelquefois que ces moyens étant employés par une main ſavante, on réuſſit à guérir la ſuppuration vérolique de ces poitrines délabrées : mais le Poumon à moitié détruit & tout flétri, ne

permettra jamais que le malade re-
prenne un état de santé & de vigueur
bien satisfaisant : il aura vécu vingt
ans de plus, & c'est tout. J'ai ouvert
beaucoup de cadavres de ceux qui
étoient morts d'une consomption
vérolique ; je leur ai trouvé les Poumons fort petits, rétrécis, & tout
abreuvés de matière : souvent des
petits Poumons consommés na-
geoient dans une grande quantité
d'eau, dont la poitrine étoit pleine.

Il n'est pas difficile de détruire le
virus vérolique d'un homme qui est
devenu Poumonique par un sang qui
en a été infecté. Mais si la suppuration
a causé des ulcères aux Poumons, ce
qui arrive quand on a trop différé
le traitement, il faut ensuite les cicatriser par les balsamiques. Il faut être
bien attentif à la méthode du traitement, à la dose des frictions, au
temps qu'on aura employé, & ne pas
sortir des bornes, par-delà lesquel-

les on ne trouve que la mort du malade. Si par une fortune toute singulière le Poumon n'étoit pas trop consommé, & que la suppuration cessât
bientôt par l'usage des balsamiques,
le malade pourroit, s'il étoit encore
jeune, reprendre toute sa vigueur &
vivre quarante ans de plus. Mais il
est bien rare qu'ils y fassent attention
lorsqu'il est encore temps, & qu'ils
veuillent donner à leurs Médecins
l'occasion de faire un demi miracle.

CHAPITRE IX.

Effets du mauvais air sur le Poumon.

IL est une cause de la pourriture du sang & du Poumon, à laquelle on ne fait nulle attention ; cause dont nous sommes environnés sans cesse presque de toute part dans les grandes villes : c'est la puanteur, & la corruption de l'air qui s'en ensuit. Si quelqu'un en doute, ou bien s'il le conteste, il mérite qu'on le plaigne.

1.° Le mauvais air des Hôpitaux est si funeste, qu'il cause des maladies épidémiques , & très-souvent une demie peste qui se répand dans toute la ville : elle s'annonce par des fièvres putrides, des diffenteries, des furoncles , des abcès dans le Poumon.

2.° L'air pestiféré qu'on respire

dans les Eglifes, où l'on a l'imprudente coutume d'enterrer les morts, peut caufer des maladies redoutables, & il fait mourir quantité de braves Citoyens, qui ne foupçonnent jamais qu'un air infecté des exhalaifons des cadavres puiffe les empoifonner : cet air feul eft capable de tuer en peu de jours les enfans délicats que l'on y expofe indifcrétement. Quels feroient les hommes affez peu éclairés pour ignorer la force des vapeurs mortelles qu'exhalent les cimetières d'une grande ville, où l'on enterre vingt mille morts tous les ans? Les perfonnes les plus robuftes ne peuvent jamais réfifter au pouvoir d'un air pourri; que fera-ce donc pour celles qui font délicates ?

3.° L'air couvé & putride de toutes les prifons, difperfe la contagion dans les plus grandes villes : la pefte & les maladies contagieufes y ont commencé très-fouvent, & elles se sont portées jusque dans les Provinces.

4.° Les excrémens, que la populace dépose dans tous les Jardins publics ; sur tous les Quais ; dessous tous les petits Ponts & les Guichets ; sur tous les Boulevards ; sur tous les bords de la Rivière ; sous tous les portiques des Louvres ; autour de tous les grands Edifices ; & dans mille autres semblables endroits, exhalent en Eté , une infection qui cause des maladies dont quantité d'Habitans périssent. Beaucoup d'autres Citoyens ne doivent les dissenteries, les fièvres putrides , & les maladies du Poumon qui les emportent, qu'à l'odeur infecte que dispersent des Egouts puants, que les Fontainiers qui en ont la garde n'ont pas soin de laver continuellement nuit & jour, & que les gens qui les ont construits, n'ont pas eu la précaution de couvrir d'un bout à l'autre , pour en étouffer le poison. Interrogez tous ceux qui en habitent les environs, ils vous diront que les vapeurs empestées s'en font sentir à plus de mille pas de distance : approchez-en vous-même à cette distance, vous n'en douterez pas long-temps.

5.° La plus terrible cause de destruction qui puisse arriver à une Armée de cent mille hommes, ce n'est ni le fer ni le plomb de l'Ennemi, c'est l'air seul infecté par l'odeur des excrémens pourris de ces hommes campés : c'est cet air corrompu, qui dans trois mois fait misérablement périr la moitié de cette Armée. Un air gâté, tue quelquefois plus subitement qu'une balle de mousquet ; on tombe mort à la première inspiration : nous en avons une infinité d'exemples (*) : concluez actuellement de cette force, aux

_____

(*) *Daily advertises, front* 47. *to.* 49. *and mead, on the plague.* London.

effets d'un air empoifonné , que nous refpirons en détail de tous les côtés où nous portons nos pas.

6.° Un Vaiffeau qui met à la voile avec mille hommes d'équipage , revient dans fa Patrie avec cinquante ou foixante tout au plus. N'allez pas croire que les alimens aient le plus contribué à leur perte : fachez que c'eft l'air pourri , qui s'exhale de la cale & des ponts , où les hommes font enfermés, qui les fait tous mourir : la preuve en eft beaucoup plus que démontrée. On a trouvé chez nos Voifins, les moyens de prévenir les horribles ravages de l'air corrompu ; ils s'en fervent avantageufement , & ils confervent la vie à une infinité d'hommes, qui font certainement le feul & l'unique bien d'un Etat. (*)

____

(*) *Foul air extracted out of ships :* by *Samuel Sutton.* London. 1749.

7.° Quand nous respirons un air corrompu, ce qu'il contient de plus subtilement infecte, se mêle immédiatement à notre sang : le Poumon qui l'a reçu le premier en est bientôt affecté ; le cœur en est quelquefois saisi, il s'arrête à l'instant, & l'on tombe mort : ou bien, ces miasmes empoisonnés gâtent dans le Poumon le sang & la lymphe qui y circulent sans cesse en grande quantité ; les glandes & les vaisseaux de ce viscère s'y engorgent ; elles se pourrissent ; elles suppurent ; il s'y forme de petits abcès dont on meurt presque nécessairement, à cause du trop de putridité, & de la malignité qui les accompagnent. Tant de sages Médecins de Londres ont écrit contre les terribles effets du mauvais air, qu'on n'y bâtit plus d'Hôpitaux qu'aux dehors de la ville : on y a pris même la prudente résolution d'abattre les Prisons, dont les Habitans étoient souvent infectés, & de les reconstruire très-loin dans la campagne.

Il faut se souvenir que tout malade à qui il survient des maux de poitrine, pour avoir respiré un air corrompu, ne guérira jamais si on ne le place d'abord dans une maison bien exposée à un air très - sain & très-vif. Tous les Chirurgiens habiles, tous les Médecins savans, conviennent que la cause de la mort de la plufpart des malheureux qui périffent dans les grands Hôpitaux, n'eft autre chose que le mauvais air qu'on y respire : c'eft à cette raison seule qu'ils attribuent l'impoffibilité d'y guérir quantité de maladies très-sérieufes, dont on échappe presque toujours quand on eft ailleurs que dans un Hôpital : nous en avons des preuves continuelles.

8.º Tous les endroits où les eaux séjournent dans de grands canaux, dans des baffins , dans des marais , dans des prairies ; dans des étangs , ou dans des lacs ; exhalent plus ou moins toute l'année , un air très mal fain : en Eté il devient peftiféré, & il tue quantité de perfonnes. Cet air eft plus redoutable que la pefte ; parceque quand celle-ci s'annonce , tout le monde fuit ; & qu'on ne foupçonne pas même que l'autre puiffe être nuifible : on le refpire conftamment. On peut voir à combien de maux fâcheux font fujets ceux qui habitent ce qu'on nomme vulgairement des Pays - Bas. Parcourez les trois Flandres marécageufes, la Hollande , la Weftphalie baffe , le Holftein , le Mecklenbourg, la Poméranie, les bords de la Baltique ; parcourez ces Régions aquatiques, fur-tout en Eté ; lifez ce qu'on a écrit fur l'impoffibilité de rendre habitable une quantité d'autres contrées trop humides ; vous faurez bientôt que l'air

qui

qui eſt le premier principe de la vie.
eſt toujours le premier principe de
la mort, dès qu'il ceſſe d'être pur.
Conſultez les écrits des Médecins
obſervateurs, vous verrez qu'ils ont
eu ſouvent les occaſions de ſe convaincre, que les exhalaiſons puantes,
de quelque part qu'elles procédent,
ſont partout une cauſe certaine de la
deſtruction de l'eſpèce humaine. (*)

(*) *Mead , of Venonous exhalations
from Earth , poiſonous airs , aud Waters.*

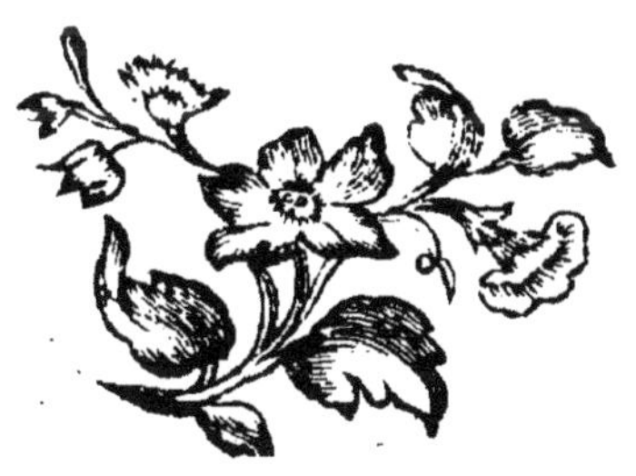

CHAPITRE X.

Du Poumon flétri.

Ceux qui se sont épuisés avec les femmes, tombent immédiatement dans une consomption très-difficile à réparer. Ces hommes commencent par devenir foibles ; ils maigrissent ; ils perdent l'appétit ; la digestion ne se fait plus ; le sommeil s'envole, & le peu qu'il en reste est toujours agité. La poitrine ne tarde pas à devenir languissante ; la voix se perd ; le pouls est presque insensible ; & la phthisie la plus redoutable s'en ensuit, quoique le Poumon n'ait pas suppuré.

A l'aspect d'un homme énervé par cette débauche, on peut presque toujours conclure de l'état de sa figure, à celui de son Poumon. Ouvrez trois ou quatre de ces cadavres, vous en serez étonné. On peut cependant les secourir & les rendre à la vie, quand ils sont encore jeunes; pourvu qu'ils veuillent se résoudre à devenir prudens.

Quantité d'autres personnes, soit hommes, soit femmes, deviennent sujets à la flétrissure du Poumon, quoiqu'ils aient été très-sages. Le chagrin, trop de fatigue, des alimens trop peu nourrissans, ou pris en trop petite quantité, auront corrompu ou appauvri leur sang : par conséquent les sucs nourriciers qui devoient servir au soutien de toute la machine, étant alors dépravés & insuffisans, laisseront tomber la personne dans une consomption de tout le corps, & le Poumon y participera très-vite. La suite de cette espèce d'anéantissement du Poumon est presque toujours une hydropisie de poitrine, d'autant plus sans ressource, qu'elle dégénère en cette fatale maladie qu'on nomme *Anasarque*. A l'ouverture de ces cadavres noyés & gonflés d'eau des pieds à la tête, on trouve des petits Poumons, flétris, retrécis, desséchés.

J'ai vu beaucoup de personnes mourir de la flétrissure du Poumon; surtout, des femmes inconsolables de la perte d'un époux, ou d'un enfant tendrement chéri. Elles tomboient bientôt dans un état de phthisie déplorable, & étant conduites par des gens qui n'y entendoient rien, elles périssoient misérablement, parcequ'on les traitoit comme si elles eussent été Poumoniques. On les mettoit sottement au lait pour toute nourriture. C'étoit l'estomac qu'il falloit rétablir, & l'esprit qu'il falloit consoler pour obtenir la guérison, & ne pas conseiller le lait pour toute nourriture à des gens auxquels il est aussi funeste que pourroit l'être la *cigüe* ou l'*aconit*. J'ai vu des hom-

mes d'un caractère parfaitement in-
tègre, & remplis d'honneur, mourir des suites de la flétrissure du Poumon, causée par la tristesse, pour
avoir reçu des affronts dont leur
cœur ne pouvoit pas supporter l'opprobre. On verra bientôt que ce
n'est pas du lait qu'il faut donner
dans cette maladie.

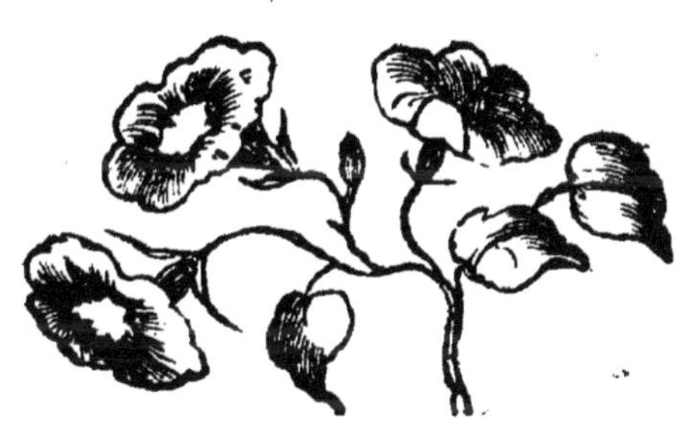

CHAPITRE XI.

Du vomiſſement de ſang.

QUAND les vaiſſeaux du Poumon ſont rompus par quelque cauſe que ce ſoit, on vomit beaucoup de ſang très-vermeil. On en rend ſouvent une ſi grande quantité, que le malade & tous ceux qui en ſont témoins, ne peuvent ſe diſpenſer d'en être effrayés : j'ai vu qu'on pouvoit en perdre pluſieurs livres dans un moment, & je l'ai vu très-ſouvent.

Les cauſes les plus fréquentes de ces ſortes d'hémorragies du Poumon, ſont des efforts trop violents, de toutes eſpèces ; des paſſions exceſſives ; des coups reçus à la poitrine ; l'uſage des liqueurs ſpiritueuſes, & beaucoup d'autres accidens dont le détail eſt ſuperflu. Quand les vaiſfeaux qui ont été rompus dans le Poumon, ne font pas d'un diamètre fort large , on ne crache d'abord qu'une quantité de fang médiocre : mais fi l'on n'y apporte pas les fecours néceffaires , le malade en crache tous les jours , & cela peut durer plufieurs années. Si au contraire ces vaiffeaux rompus font très-larges, la perfonne peut en rendre fi abondamment, qu'elle en mourra en peu de jours , ou même dans une heure de temps. Dans ce redoutable accident , ce qui peut arriver de plus avantageux au malade , c'eft qu'il s'évanouiffe : cela feul arrête le fang ; un caillot fe forme , & il ferme l'ouverture du vaiffeau déchiré ; la foibleffe du cœur ralentit la circulation du fang ; fon cours ne fait plus d'efforts fuffifans pour repouffer le caillot ; le malade vit encore : mais s'il n'eft promptement fecouru de façon à prévenir le retour de l'hémorragie ,

elle aura bientôt lieu tout de nouveau , dès qu'il aura repris un peu
deforces.

Si les récidives du vomiſſement
de ſang ſont trop fréquentes , elles
exténueront le malade ; il mourra de
langueur , ou bien d'hydropiſie. Si
la déchirure qui a laiſſé échapper le
ſang , commence à ſuppurer , & c'eſt
ce qui arrive très-fréquemment , il
s'y formera une plaie , la ſuppuration augmentera dans peu ; la toux,
la fièvre lente , les friſſons , la mai-
greur , la conſomption enfin s'en
enſuivront , & il ſera difficile de ſau-
ver le malade.

J'ai vu preſque une infinité de
perſonnes, qui ayant reçu des coups
violens à la poitrine , rendoient à
l'inſtant pluſieurs livres de ſang par
la bouche : cette hémorragie recom-
mençoit quelques jours après , &
ces malades mouroient de conſomption ou d'hydropiſie. Beaucoup d'autres ,

tres , conduits prudemment , guérissoient parfaitement.

. Une jeune Dame de très-grande stature, née de parens fort robustes , & âgée de 24 ans , fut saisie d'une hémorragie du Poumon ,.vers les quatre heures du matin , après s'être trop agitée à la danse le soir précédent. Les suites de ce vomissement de sang , qui avoit eu beaucoup de récidives , avoient réduit la malade à un état de phthisie très-caractérisée : elle étoit pâle , foible , maigre , touffant nuit & jour , sujette à des sueurs froides , ayant les ongles toujours violets , les mains toujours froides ; elle crachoit le matin une grande quantité de suppuration ; il y avoit près de deux ans qu'elle étoit dans ce triste état ; elle-même & tous ses amis en désespéroient. Je la fis saigner deux fois en huit jours , ordonnant qu'on ne tirât qu'une tasse & demie de sang à chaque fois. Je

favois par expérience , que quoiqu'un phthifique fût prefque défef-
péré , la faignée étoit le plus fûr
moyen d'arrêter la toux convulfive,
qui ôte tout fommeil , & faifant
rendre par le vomiffement tout ce
qu'on a pris d'alimens ; met les malades totalement hors d'état de recevoir le moindre fecours , & les mène
certainement à la mort. La toux en
effet fut arrêtée ; le fommeil devint
plus doux & plus long ; les fueurs
froides diminuèrent. Cette lueur de
mieux nous a donné le temps de
faire agir les balfamiques , de préparer l'eftomac à de meilleures di-
geftions , & de faire prendre des
nourritures plus capables de réparer
l'appauvriffement du fang , & d'augmenter les forces. La malade en
moins d'un an a été très-bien guérie ;
elle a repris fon embonpoint , fes
belles couleurs , & toute fa gaieté.

Un jeune homme de 24 ans , auffi

vif que courageux , s'étant livré à une violente colère dans un petit combat , fut faiſi deux heures après, d'une ſi grande hémorragie du Poumon , que les plus ſavans Médecins de la ville de Montpellier en furent effrayés. Ces Médecins prudens ont très-bien rétabli le malade , qui avoit vomi près de quatre livres de ſang en leur préſence , dans l'eſpace de ſept à huit jours. Ce jeune homme bien guéri eſt revenu à Paris , auſſi alerte qu'il l'avoit toujours été. Cependant , un an après , l'hémorragie recommença , & cette perſonne rendit dans un Jardin public , près de deux livres de ſang par la bouche il tomba en foibleſſe ; il fallut le reporter chez lui. L'endroit du Poumon où les vaiſſeaux s'étoient rompus , commença bientôt à ſuppurer : la toux , la fièvre lente , les friſſons , les ſueûrs nocturnes ſe ſuccédèrent ; la phthiſie ou conſomption étoit déja

avancée lorfque je fus confulté.
Quelques confeils de ma part , &
beaucoup de prudence de celle du
malade l'ont totalement guéri dans
l'efpace de fix mois. Depuis l'Hiver
dernier il s'eft toujours bien porté ,
& à l'inftant où j'écris ceci , il nous
mande qu'il engraiffe beaucoup.

Un jeune Officier des Gardes de
fa Majefté le Roi de Pruffe, s'étant
trop agité en jouant au Ballon , fut
pris à l'inftant d'une violente hémorragie du Poumon : il rendit par
la bouche une étonnante quantité
de fang pendant quinze jours. Je
ne fus appelé à fon fecours qu'un
mois après , lorfqu'il étoit très mal,
& que la fuppuration du Poumon
étoit déja grande. Tous fes crachats
fuppurés étoient mêlés de fang , &
le malade paroiffoit exténué. Je lui
prefcrivis tout ce qui étoit convenable à fon état préfent , & je l'en-
voyai vivre à la campagne, quoique

ce fût au milieu de l'Hiver ; il y prit ses remèdes balfamiques , & il obferva exactement le régime convenable ; au bout de fix mois il fut totalement bien rétabli.

Les fatigues de la guerre , qui fe déclara deux ans après, causèrent à ce jeune Officier une récidive de l'hémorragie du Poumon. Il attribua ce nouvel accident à la dure néceffité où il avoit été réduit de paffer trois jours & trois nuits fur la neige , fans avoir d'autre couvert que le Ciel. Il n'héfita pas un inftant à reprendre les remèdes qui l'avoient tiré d'affaire la première fois , & il fe rétablit très-bien tout en faifant la guerre. Je le vis en 1763 , c'eft-à-dire neuf ans après fon premier accident, & il jouiffoit d'une fanté parfaite.

Je me fuis trouvé dans une pofition qui exigeoit de moi toutes les attentions poffibles pour prévenir la mort de quantité de perſonnes à qui il arrivoit ſouvent de très-violentes hémorragies du Poumon. La première queſtion étoit d'arrêter ce vomiſſement de ſang le plutôt poſſible, & de prévenir la phthiſie, qui manque rarement d'être la ſuite d'une grande ſuppuration, qui ſe fait à l'endroit du Poumon déchiré par où s'eſt échapé le ſang que ces malades ont rendu. Je dirai bientôt quels moyens j'employois.

CHAPITRE XII.

Vomiſſement de ſang , cauſé par la ſuppreſſion des règles.

LES femmes ont les organes du corps beaucoup plus délicats que ceux des hommes ; elles ne ſont capables ni de s'occuper aux mêmes travaux, ni de faire les mêmes efforts, ſans riſquer de ſe rompre quelque vaiſſeau dans le Poumon : elles ſont ſujettes à un état de plénitude ſanguine qui leur eſt particulière. Cette plénitude eſt la cauſe unique des évacuations de ſang qui leur arrive tous les mois ; & quand par quelque accident cette évacuation eſt arrêtée en partie, ou totalement ſupprimée, la quantité qui devoit s'échaper par les règles ſe répartit proportionnellement dans tous les autres vaiſſeaux ſanguins. Le

Poumon qui est d'une structure très-
délicate , & dont les gros vaisseaux
ne sont soutenus d'aucune partie
solide , étant alors trop distendus
par une surabondance de sang , peuvent aisément se rompre , & c'est ce
qui arrive très-souvent. Le vomissement de sang dans ce cas-là peut devenir bientôt funeste.

Quand les vaisseaux du Poumon
ne se sont pas rompus pour laisser
échapper par le vomissement , tout
le sang qui a été retenu par les règles supprimées , il arrive que presque tous les viscères du ventre en
sont gonflés & obstrués : il arrive
aussi que souvent la matrice en est si
prodigieusement chargée qu'elle se
gonfle extraordinairement ; elle s'en-
gorge , elle durcit ; il s'y forme un
abcès , qui en se vuidant cause une
grande suppuration : cet abcès laisse
ordinairement des ulcères très - fâcheux dans le fond de la matrice ;

la malade eſt bientôt épuiſée , con-
ſommée. Si au contraire les vaiſſeaux
du Poumon ſe déchirent pour laiſſer
échapper par la bouche le ſang des
règles ſupprimées , la perſonne en
rend une quantité ſurprenante. La
déchirûre de ces vaiſſeaux rompus
ne pouvant pas ſe cicatriſer aſſez
tôt , laiſſe encore le mois ſuivant
échaper par la bouche une quantité
de ſang plus grande que celle qui
eût paſſé par la matrice. Les règles
enfin ayant pris leur route par cette
voie extraordinaire, peuvent y paſſer
pluſieurs années : mais comme les
artères du Poumon ſont capables de
fournir beaucoup de ſang , il arrive
ordinairement que la malade en eſt
bientôt affoiblie ; elle maigrit ; elle
ſe conſomme ; elle meurt de langueur , d'hydropiſie. Quelquefois
auſſi , les bords de la rupture du
Poumon , par où l'hémorragie s'eſt
faite , commencent à ſuppurer ; la

fièvre lente furvient ; la malade touffe
par l'irritation de la plaie qui eft très
fenfible ; le fommeil fe perd ; cette
plaie forme enfin un ulcère dou-
loureux, qui laiffant filtrer beaucoup
de fuppuration, en fournit affez pour
que toute la maffe du fang en foit
remplie. Dès-lors toutes les parties
du corps n'étant plus arrofées que
d'un fang fuppuré, la machine & fes
fonctions périclitent ; la malade eft
phthifique ou en confomption. C'eft
l'état où font réduites beaucoup de
femmes & de filles chez qui la fuppreffion des règles a caufé le vomiffement de fang.

J'ai vu de jeunes filles qui ayant
atteint l'âge de puberté, & n'ayant
point encore eu leurs règles, avoient
la matrice auffi groffe qu'une femme
enceinte de quatre mois : ces jeunes
filles rendoient tous les mois beaucoup de fang par la bouche, qui
s'échapoit des vaiffeaux du Poumon

déchirés. Quelques-unes ont réfisté à cet accident près de dix ans : après ce temps-là leurs règles prenoient les routes naturelles, & ces filles se portoient très-bien. D'autres mouroient de confomption dès la feconde ou la troifième année par ce vomiffement de fang.

J'ai trouvé des femmes, qui après avoir eu plufieurs enfans devenoient fujettes au vomiffement de fang : elles perdoient leurs règles dès l'âge de 28 ans ; & régulièrement tous les mois elles rendoient beaucoup de fang du Poumon ; elles devenoient phthifiques, & ne vivoient pas long-temps. J'en ai trouvé d'autres à qui les regles paffoient par les oreilles, en petite quantité, mais continuellement & fans ceffe, nuit & jour ; il n'en paffoit abfolument plus par la matrice. La fuppuration fe mêloit quelquefois à cet écoulement, & ces femmes mouroient bientôt.

Les accidens dont je viens de parler au sujet des femmes dont les règles ont été supprimées, peuvent aussi
arriver aux hommes, quand on leur
arrête imprudemment l'évacuation
périodique de leurs hémorroïdes. Ils
deviennent sujets alors aux hémorragies du Poumon, à la suppuration
de ce viscere, & à la consomption
qui s'en ensuit.

J'ai connu une très-digne famille,
où la Pulmonie étoit une maladie
héréditaire. De sept Demoiselles très-
grandes & très-robustes, il en est
mort trois de cette maladie : elle com-
mençoit ordinairement par de fortes
hemorragies du Poumon. J'ai été
témoin qu'une de ces Demoiselles
rendit en une heure de temps plusieurs livres de sang par la bouche.
Elle mourut phthisique des suites de
ses hémorragies souvent récidivées,
six mois après l'accident dont je viens
de parler. Il est à remarquer qu'au-

cune de ces Demoiselles n'avoit jamais été réglée dans l'ordre où les autres femmes ont coutume de l'être. Tantôt elles voyoient deux fois par mois ; quelquefois elles étoient plusieurs mois sans voir ; dans un autre temps elles avoient des pertes affreuses ; ce n'étoit que confusion. Plusieurs d'entre elles sont devenues mères de famille, & cependant il n'y en avoit pas une qui ne fut sujette aux hémorragies du Poumon.

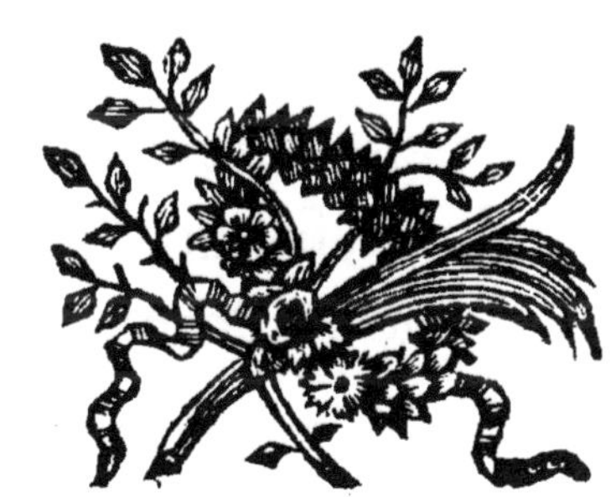

CHAPITRE XIII.

De l'Ulcère du Poumon.

IL feroit très-inutile de donner une définition du mot *Ulcère* : tout le monde fait qu'il fignifie une plaie dans les parties nobles du corps humain, foit qu'elle fuppure ou non. L'Ulcère du Poumon fuppure ordinairement, tant à caufe de la quantité de fang qui y circule fans cefse, que par rapport à la légéreté de ce vifcère qui peut être très-aifément corrodé, diffous, fondu. Prefque toutes les fois que le Poumon eft enflammé, heurté, coupé, rompu, déchiré, torrodé ; n'importe par quelle caufe que ce foit, il peut s'y faire une fuppuration plus ou moins grande, & elle s'échappera par la plaie qu'on nomme l'*Ulcère du Poumon*.

Toutes les maladies dont j'ai parlé

précédemment , font précifément celles qui laiffent de ces Ulcères. La guérifon en eft plus ou moins difficile à raifon de leur vétufté & de l'état de confomption plus ou moins grande où ils auront réduit le malade. L'Ulcère encore récent peut très-bien être guéri , fi l'on eft attentif à en arrêter les progrès par les remèdes balfamiques, qui font feuls capables de les cicatrifer. Si la confomption eft déja fort avancée, l'efpoir n'eft pas fi grand ; il faut redoubler d'attention , de diligence, de foins ; il eft encore poffible de réuffir. Mais fi la confomption eft exceffive, approchant du marafme, & fi la maladie a duré plufieurs années par trop de négligence ou par trop de putridité, tout eft perdu. De même fi la maladie eft caufée par un vice général des humeurs abfolument dépravées , il n'y a nulle reffource.

Au contraire, quand le mal n'eſt pas encore trop ancien, & qu'il vient d'une cauſe extérieure comme d'une chute, d'un coup, d'une bleſſure, on a tout lieu de compter ſur un heureux ſuccès. Il n'y a qu'un ſeul cas à excepter; c'eſt lorſque le coup qu'on a reçu à la poitrine a été ſi violent, que l'endroit du Poumon meurtri & enflammé s'eſt fortement attaché à la plèvre : parcequ'alors, la ſuppuration de l'abcès qui s'en enſuit, ne pouvant pas ſe répandre dans la poitrine, il n'y a nul moyen de l'évacuer ; que la cicatrice de l'Ulcère eſt totalement impoſſible ; les bords en étant trop écartés & attachés aux côtes, ils ne peuvent plus ſe rejoindre, & le fond ne peut jamais ſe remplir par une nouvelle végétation : le malade crache continuellement de la matière ; l'Ulcère grandit de plus en plus ; il devient très-douloureux ; ſouvent il eſt chancreux,

creux ; la toux eſt convulſive ; elle ne ceſſe ni jour ni nuit ; le malade tombe dans un affreux maraſme ; il meurt d'une très-petite fièvre lente, dont ſouvent il n'a pas le moindre ſentiment ; il ne ſe plaint que d'une extrême foibleſſe ; & il paſſe à la mort ſans le ſavoir.

A l'ouverture de ces cadavres on trouve le Poumon attaché aux côtes ; l'Ulcère eſt excavé, reſſemblant à-peu-près à la moitié d'une orange dont on a exprimé le jus ; les bords en ſont durs & livides ; la plèvre eſt épaiſſe & gonflée au même endroit ; la matière a fuſé dans tout le Poumon du côté malade ; de l'autre, tout paroît très-ſain. J'ai vu fort ſouvent cette maladie arriver à des ſoldats, qui avoient reçu quelque bourrade ſur les côtes.

L'Ulcère du Poumon peut être la ſuite de toutes les maladies dont j'ai fait le détail ; rien n'eſt plus important que de le prévenir. Il est très-difficile de le combattre ; il n'est pas impossible de le vaincre. Il faut de l'attention pour le bien attaquer ; du courage & de la constance, pour lui faire quitter prise.

SECONDE PARTIE.

CHAPITRE I.

Traitement de l'Inflammation du Poumon.

Sɪᴛôᴛ que le Poumon eſt enflammé, on le reconnoît à la grande difficulté de reſpirer, à la force de la fiévre, à la toux violente, & le malade ne reſſent pour l'ordinaire, qu'une douleur ſourde à la poitrine. Il faut promptement deſemplir les vaiſſeaux par pluſieurs ſaignées vivement répétées, afin de débarraſſer le Poumon : on doit continuer la ſaignée juſqu'à ce que la reſpiration devienne très-libre, & que la fiévre ait preſque totalement diſparu. Si le malade commence à cracher vers le quatrieme ou le cinquieme jour , & que la fievre, aussi-bien que la difficulté de respirer, n'aient pas assez diminué , il ne faut pas craindre qu'en continuant de tirer du sang en petite quantité à la fois, on puisse nuire à l'expectoration ; il est d'ailleurs très-facile de l'exciter de nouveau. Il n'y auroit pas d'inconvénient qu'elle s'arrêtât un peu ; mais il y en auroit beaucoup à ne pas prévenir la gangrène ou la suppuration du Poumon , en négligeant trop la saignée. Apres avoir suffisamment désempli les vaisseaux, on doit s'occuper à rendre le reste de la masse du sang plus fluide , & à faciliter l'issue des crachats. Les Alkalis & le Nitre purifié font des effets merveilleux , & remplissent très-bien la premiere intention ; la seconde devient alors beaucoup plus facile , & les syrops, les décoctions pectorales fort légères, suffisent pour l'effectuer. Les

huiles & le Spermaceti, qu'on a coutume d'ordonner dans cette maladie,
font presque toujours un tort irré-
parable : au lieu de dégager le Poumon, ils le bouchent absolument ;
j'en ai eu la triste expérience, & je
les ai proscrits. Il est essentiel, dès le
huitieme jour du traitement, quand
les grands accidens ont diminué,
de tenir le ventre libre par des laxatifs fort légers : la diète doit être
très-sévère, & la boisson fort abondante.

CHAPITRE II.

Traitement de la Vomique.

QUAND à la suite d'une inflammation du Poumon, il est survenu une vomique, & que le malade l'a rendue par la bouche, on doit se hâter d'en faciliter l'expectoration totale, par des boissons légerement pectorales & miellées; mais elles ne doivent jamais être ni incrassantes, ni gluantes. Les balsamiques seront donnés immédiatement & constamment à large dose, autrement la pourriture surviendra bientôt, & le malade mourra empoisonné par la fœtidité de la matière & de l'ulcère. Le *Mastich*, l'*Oliban*, le *Benjoin*, la *Myrrhe*, la *Gommme Arabique*, sont les premiers & les plus sûrs qu'on doive employer. Les Baumes du

Canada, du Perou, de Copaü, de la Mecque, font beaucoup moins propres & moins efficaces : d'ailleurs ils caufent ordinairement des coliques ou dévoiement, ce font des accidens qu'il faut foigneufement éviter. La diète doit être légère, mais pas trop févère : il eft néceffaire d'éviter tout ce qui eft acide, tout ce qui eft gras, épicé, falé.

CHAPITRE III.

Traitement de la Péripneumonie fausse.

LA Péripneumonie fausse étant reconnue par la force de l'oppression, la petitesse du pouls, l'absence de toute douleur à la poitrine, par la ténacité de la salive filante & glaireuse, par la grande pâleur du visage, par la limpidité de l'urine, qui n'a ni couleur, ni odeur, & enfin par l'âge & le tempérament du malade ; on se pressera de faire deux ou trois petites saignées tout au plus. On donnera immédiatement après, quatre ou cinq grains d'émétique dissous dans quatre tasses d'eau de rivière, dont on fera prendre une tasse d'heure en heure, observant de faire avaler beaucoup d'eau chau-

de

de chaque fois que le malade a des envies de vomir. J'ai dit qu'il falloit d'abord enveloper les deux jambes d'emplâtres vesſicatoires, depuis le jarrêt juſqu'au talon. Il faut auſſi ſans ceſſe faire paſſer de légers purgatifs, & donner les alkalis volatils pour briſer la lymphe épaiſſe qui bouche le Poumon. Si ces précautions ſont négligées, le malade eſt ordinairement ſuffoqué le troiſième ou le quatrième jour. Si-tôt qu'on aperçoit un peu de mieux, on doit mettre du Nitre purifié dans toutes les boiſſons du malade, juſqu'à la doſe de deux ou trois gros, en vingt-quatre heures. On peut laiſſer ſuppurer ces vesſicatoires pendant un mois, & les diminuer enſuite peu à peu, en retranchant tous les jours quelque choſe de la grandeur de l'emplâtre, juſqu'à ce qu'il ſoit réduit à rien.

I

CHAPITRE IV.

Traitement de la Pleuréfie.

LE plus sûr moyen d'empêcher la Pleuréfie d'enflammer le Poumon, ou d'y faire naître des abcès mortels, c'eft de faigner fuffifamment , & d'exciter à l'extérieur une vafte fuppuration , par l'application d'un fort grand veficatoire fur le côté malade. J'ai vu, depuis trente-fept ans, que cette méthode réuffiffoit toujours dans les hôpitaux Royaux, où elle étoit conftamment préférée par de très-bons Médecins. *Celfe* , nous la recommande à l'article *de laterum doloribus* ; *Mead*, la donne pour excellente, & j'ai très-fouvent eu lieu d'en être fatisfait. Il eft impoffible de trouver des fecours plus certains & plus prompts , pour prévenir la fuppuratation de la plèvre & celle du Poumon, qui s'en enfuit ordinairement. Si la Pleuréfie cependant eft fi violente & la maffe du fang tellement gâtée qu'on ne puiffe abfolument prévenir l'abcès ; il faudra donner iffue à la matière par l'incifion, dès qu'elle fe préfente à l'extérieur : quand au contraire elle s'eft épanchée dans la poitrine, il n'y a point à héfiter un feul inftant, il faut faire l'opération de l'empième, & l'on pourra fauver le malade. Mais fi la matière paffe par les crachats, après avoir pourri le Poumon, le traitement eft exactement celui de la vomique.

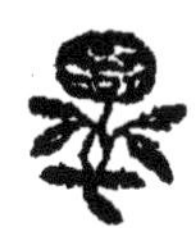

CHAPITRE V.

Traitement du Catharre

CETTE petite maladie, qu'on nomme rhume du cerveau, & pour laquelle le vulgaire ne veut jamais être faigné, devient cependant très-fâcheufe fort fouvent. Quand elle eft fans fiévre, deux purgations fuffifent pour la guérir bientôt; mais fi la fiévre s'y joint, la faignée eft indifpenfable, à moins qu'on ne veuille s'expofer aux rifques d'une férieufe inflammation du Poumon, comme je l'ai dit précédemment. La feconde efpèce de rhume, qui eft celui de la poitrine, mérite toute une autre attention : des milliers de perfonnes périffent de la confomption, qui la fuit, quand on l'a trop méprifée. La faignée réitérée fuivant

la violencè de la fièvre & de la toux,
est seule capable d'arrêter l'inflammation. Les tisanes pectorales très-
légères, où l'on ne met que peu de
syrop de Capillaires ou de Violettes,
suffisent pour faciliter les crachats ;
la diète prudente doit concourir à
la guérison. Si le rhume dégénère
en abcès du Poumon, comme il arrive très-souvent par trop de négligence, ou par trop de timidité, la
maladie doit être conduite comme
l'ulcère du Poumon, la vomique, &
comme le tubercule suppuré.

CHAPITRE VI.

Traitement du Tubercule.

QUAND il ne se perce qu'un ou deux tubercules à la fois, la suppuration du Poumon n'est pas fort grande : elle est très - abondante quand six ou huit de ces petits abcès se rompent en même tems; l'ouverture des cadavres prouve que cet accident est assez fréquent. La couleur de la matière en est ordinairement verte; quelquefois elle est jaune ; souvent elle contient des filets d'un sang très-vermeil ; elle blanchit ensuite comme de la crême , & c'est un préjugé très-favorable pour le rétablissement du malade. L'*Oliban*, le *Mastich* , le *Baume de Tolut* sec , mêlés avec le *Saffran Oriental* , & le *Syrop de Violettes* , font une espèce d'électuaire souverain , très-capable de

nettoyer & de confolider les ulcères
de ces tubercules. Il n'eft pas néceffaire de dire que la diète doit être d'a-
limens faciles à digérer, affez nourrif-
fante cependant ; les boiffons très-le-
geres & prifes en grande quantité. Un
grand veſſicatoire appliqué entre les
deux épaules, & qu'on fait fuppurer pendant un an ou deux, em-
porte, conjointement avec les remèdes ci-deffus prefcrits, tous ces
tubercules importuns & dangereux.
Mais fi l'on n'y prend bien garde
ils font prompts à repulluler, & ils
tuent le malade, quelque réfiftance
qu'on leur faffe.

CHAPITRE VII.

Traitement de l'Asthme.

QUAND l'Asthme est causé par l'adhérence du Poumon à la Plèvre, après une inflammation de poitrine; il n'y a nulle guérison à espérer. Si l'Asthme n'a lieu que parce que le Poumon, après avoir suppuré, s'est trop rétréci, ou bien parce qu'il a trop perdu de sa propre substance, il n'y a pas de soulagement à attendre, excepté ce que j'ai indiqué ci-devant. Mais on peut vivre 40 ans avec une difficulté de respirer. Quand l'Asthme dépend du gonflement de la membrane qui double l'intérieur de toutes les bronches, ou de l'obstruction des glandes du Poumon, on le guérit par l'usage des fondans. Les meilleurs que l'on puisse em-

ployer , font la Gomme Ammoniaque mêlée aux Sels Alkalis , foit fi-
xes , foit volatils. Il eft rare que ces
remèdes prudemment adminiftrés
immédiatement après deux petites
faignées de fix onces chacune ,
n'emportent toute la maladie en
moins de fix mois.

L'Afthme produit par une trop
grande abondance de phlègmes glai-
reux & tenaces , doit être combattu
par les remèdes incififs. Le Sel de
Succin, celui de corne de Cerf, le Sel
Ammoniac, mêlé à la fleur de Soufre ,
& liés enfemble avec du Syrop de
Guimauve , doivent être préférés
aux autres : ce remède fait rendre
par jour une livre ou deux de glai-
res , qui fortent du Poumon avec
facilité : j'en ai vu rendre par cette
compofition , jufqu'à une demi livre dans une demi heure de temps ,
le matin à jeun. Dès qu'on a remarqué que la quantité en eft beau-

coup diminuée, & que le malade toulle moins fouvent & moins fort, il faut lui faire prendre une décoction faite avec une once de racine de Bardanne & une once de bois de Gayac rapé, bouillis dans une pinte d'eau de rivière, jufqu'à diminution d'un tiers ou de moitié ; il avalera cette quantité en quatre fois, tous les jours : ce qu'il faudra continuer pendant un mois ou deux. Alors la toux & les crachats ayant totalement difparu, il faut donner un mêlange de parties égales de Quinquina, de Cachou, & de Myrrhe, broyés dans du Syrop d'Oranges ameres, jufqu'à confiftance d'électuaire : il faut en faire prendre vingt grains le matin à jeun, & autant le foir en fe couchant. La diète ne doit pas être trop févère ; il n'eft queftion que d'éviter la viande, le vin, le lait, & abfolument tout ce qui eft gras. Rejettez fur-tout le Laudanum

& l'Opium; rien n'eſt plus funeſte dans les maladies du Poumon, ſur-tout quand il y a une ſuppuration, ou une grande expectoration. Preſ-que tous ceux qui en prennent pour calmer la toux, ou pour trouver un peu de ſommeil, le paient beaucoup trop cher; cela leur coûte la vie.

L'Aſthme pétrifié eſt le plus re-doutable; il ne laiſſe preſque pas d'eſpoir. Les Eaux thermales purga-tives, priſes au Printems & à la ſour-ce, le guériſſent cependant quelque-fois. Il faut commencer par ôter ſix ou huit onces de ſang du pied, &, après deux jours de repos, le malade boira le matin deux verres d'eau, de quatre onces ſeulement, pris cha-cun à une heure de diſtance, & augmentera d'un verre tous les jours, juſqu'à ce qu'il ſoit parvenu à ſix ou huit, ſuivant l'effet qu'elles produi-ront. Dès que le malade commen-cera à rendre les pierres du Poumon par la toux, on pourra augmenter la dose des eaux & les continuer deux mois, en laissant quelques jours d'intervalle de temps à autre : c'est à la prudence du Médecin à diriger l'affaire du traitement.

La respiration étant devenue plus libre, la toux étant fort diminuée, il faudra ôter encore six onces de sang du pied , & quatre jours après mettre le malade au bain desdites eaux thermales, observant avec le plus grand soin qu'elles ne soient pas trop chaudes, & de n'y laisser le malade que quinze minutes tout au plus. Si la difficulté de respirer n'augmente pas par l'usage des bains, le malade guérira ; pourvu qu'après les avoir continué quinze jours, on lui fasse prendre un mélange de parties égales de Gomme Ammoniaque & d'Ethiops minéral, auquel on ajoute un huitième de Sel de Succin , le tout lié en forme d'électuaire avec une fuffifante quantité de Syrop de graines de Carvi. Mais fi les bains paroiffent gêner la refpiration, il faut d'abord les ceffer, recommencer à boire les eaux pour douze jours, & faire, immédiatement après, ufage de l'électuaire que je viens de prefcrire. On en prendra vingt grains, trois ou quatre fois par jour, à des heures commodes & loin des repas : cela doit fe continuer pendant fix ou huit mois. Plufieurs perfonnes ont été très-bien guéries par cette méthode.

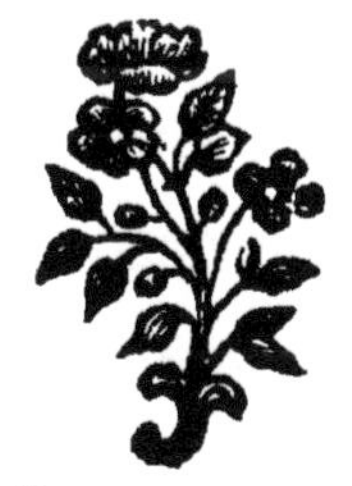

CHAPITRE VIII.

Traitement du Poumon gâté par le virus vénérien.

SI cette multitude innombrable de Poumoniques qu'on voit par-tout en Europe, étoient assez prudens pour confesser ingénument à leurs Médecins, que la consomption dont ils sont accablés, peut avoir pour principe quelque teinte de virus vénérien, on en guériroit les trois quarts & demi : mais ce n'est ordinairement que trop tard, & après bien des tentatives inutiles, que le Médecin apprend la vraie cause de la maladie. C'est toujours beaucoup que de l'apprendre enfin ; on sçait au moins la route qu'il faut prendre ; & il n'est plus question que d'examiner si elle est encore praticable. Quand on peut encore se flatter de vaincre les difficultés presque insurmontables, il ne s'agit plus que d'employer de la sagacité & beaucoup de prudence. Le mercure n'est certainement pas fort ami d'un Poumon suppuré, il faut y faire attention, & bien prendre garde qu'il n'achève de le détruire. Cependant, dès qu'on est assuré que la suppuration du Poumon est vérolique, il faut, avec tout le ménagement possible, préparer le malade à recevoir de très-légères frictions mercurielles, données à des distances fort éloignées, continuées jusqu'à ce qu'il ait passé une suffisante quantité de mercure dans le sang, & que les symptomes annoncent que le virus a été frappé. Les remèdes balsamiques, le régime, doivent concourir en même tems à une parfaite guérison, qu'on peut souvent obtenir quand le malade est encore jeune, & qu'il lui reste encore assez de force.

Il est très-important d'éviter toute sa-
livation, & il se faut bien garder d'ex-
céder la dose de mercure ; pour peu
qu'on soit imprudent, la mort du
malade est certaine en peu de temps.

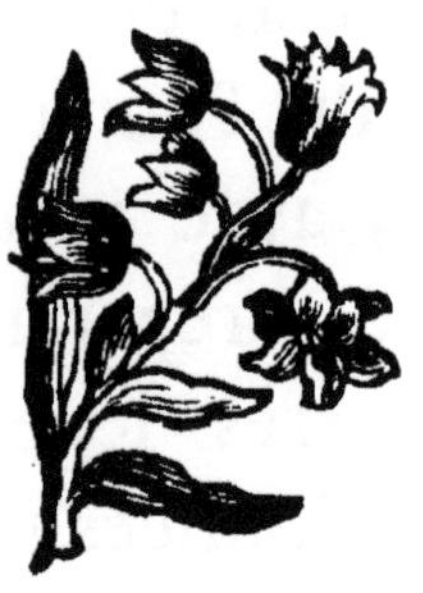

CHAPITRE

CHAPITRE IX.

Traitement des maladies du Poumon, causées par le mauvais air.

LE mauvais air qu'on respire, peut causer beaucoup de sortes de maladies putrides toutes différentes. Celles qu'il cause dans le Poumon, sont ordinairement des abcès, accompagnés d'une fièvre assez redoutable par elle-même. Cette fièvre ayant été habilement combattue par un Médecin expérimenté, il ne lui reste plus qu'à tarir la suppuration que le malade rend par la bouche, & à cicatriser l'ulcère du Poumon, qui le tueroit, s'il étoit négligé. Les Cordiaux, les Volatils, les Balsamiques combinés & mêlés, suivant la nature des accidens, sont les remèdes ſur l'uſage deſquels il faut inſiſter conſtamment & long-temps.

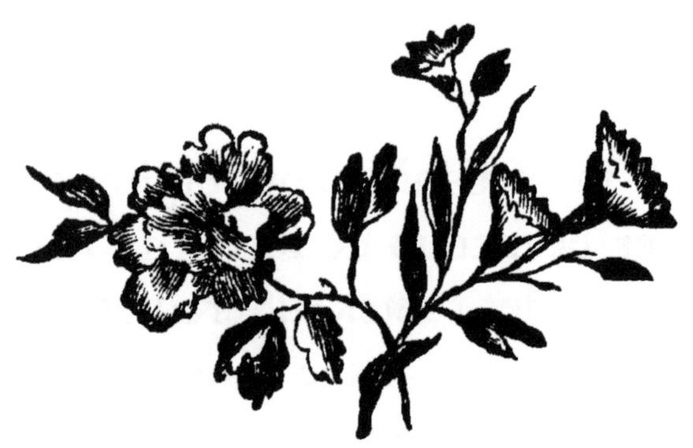

CHAPITRE X.

Traitement du Poumon flétri.

EN ſuppoſant que le Poumon ſoit flétri par l'abus du plaiſir vénérien, ſans qu'il y ait eu la moindre ſuppuration; c'eſt l'eſtomac qu'il faut d'abord fortifier. L'appetit ſera plus vif, les digeſtions ſeront meilleures, le chyle paſſera en plus grande quantité dans le ſang, tous les ſolides reprendront de la force, bientôt le Cœur & le Poumon ſe prêteront des ſecours mutuels; l'un & l'autre retrouvera ſa première vigueur, & la machine humaine, qui n'étoit qu'à deux pas de ſa deſtruction, ſera bientôt en état d'exécuter ſes fonctions naturelles. Ce ſeroit la même choſe ſi la flétriſſure du Poumon & la conſomption qui l'accom-

pagne, étoient causées par la tristesse, ou par le défaut de nourriture. On doit commencer la guérison de cette indisposition par l'usage
des Eaux de Spa, prises à la source;
il est inutile de faire au malade la
moindre préparation; c'est-à-dire,
qu'il ne faut ni le purger, ni le saigner : l'une ou l'autre pourroient l'ac-
cabler. Il commencera par prendre
deux verres de l'eau du Pouhon,
tiéde au bain marie : les jours sui-
vans on augmentera d'un verre,
jusqu'à ce qu'il soit parvenu à en
prendre huit ou dix tous les matins;
alors il prendra l'eau froide naturelle,
telle qu'elle est à la source. L'appétit
sera bientôt augmenté; on pourra le
satisfaire au dîner avec de très-bons
alimens; boire encore le soir quatre
verres d'eau, & ne pas souper, à
moins que la faim ne soit pressante.
La promenade, l'exercice modéré,
le bon air, doivent contribuer au

retour des forces. J'ai vu fur le lieu, où il y avoit des fources minérales, tant à Spa qu'ailleurs, qu'il ne falloit pas trois femaines pour rétablir des gens épuifés & prefque défefpérés, qu'on avoit apportés en litière.

Quand on s'aperçoit que l'eau du lieu qu'on a préférée n'eft pas affez active pour rendre les forces auffi promptement qu'on l'avoit efpéré, il faut faire prendre au malade un Electuaire, compofé de quatre gros d'extrait de Quinquina, un gros de Poudre d'écorces d'Oranges amères, trente-fix grains de Sel d'Abfinthe, mêlés avec du Syrop de Rofes, autant qu'il en faut pour lier letout. La dofe eft de vingt-quatre grains le matin à jeun, avant d'aller à la fource, & autant le foir en fe couchant. Les bouillons reftaurans, les Gelées de viande, & une bonne table, achèveront de rétablir le malade, & certainement cela ne

sera pas long. Si, au contraire, on
s'avisoit de le mettre au lait pour
toute nourriture, on ne tarderoit
pas à s'en repentir : tout iroit de
mal en pis, jusqu'au tombeau.

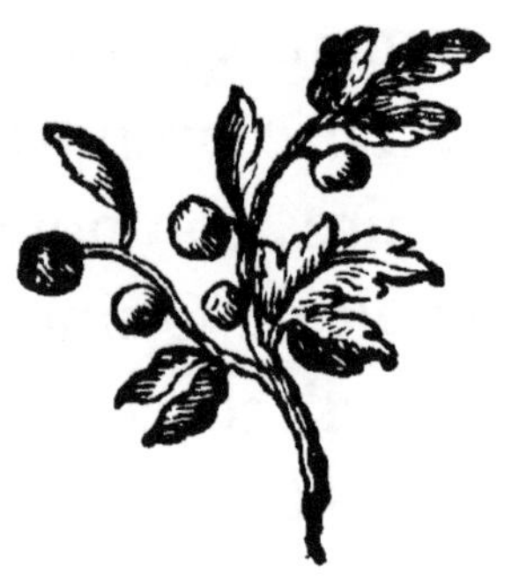

CHAPITRE XI.

Traitement du Vomiſſement de ſang.

Sɪ le vomiſſement de ſang cauſé par l'hémorragie du Poumon, eſt l'accident qui puiſſe devenir le plus promptement mortel, il eſt auſſi celui qui demande les ſecours les plus vifs & les mieux entendus. Rien n'eſt plus fréquent que ces ſortes d'hémorragies; rien n'eſt plus foible que les moyens qu'on emploie pour les arrêter. Séduit comme tout autre par l'autorité des hommes à grande réputation, j'ai dans les premiers pas de ma pratique donné les Terres aſtringentes, les Bols, & toute cette quantité de remèdes ſans force & ſans vertus, qu'on preſcrit pour l'hémorragie du Poumon. Les effets n'ayant pas répondu à mon attente;

je les ai tous abandonné, & j'ai eu recours à l'Esprit de Vitriol dulcifié. Ce remède seul agit merveilleusement; il arrête d'abord des vomissemens de sang capables d'effrayer le Médecin le plus intrépide. Quel est celui qui verroit sans s'allarmer, un malade rendant quatre livres de sang du Poumon en moins d'une demie heure de temps ? (*) J'ai vu des centaines de Militaires en rendre en ma présence plusieurs livres en un moment. Ce n'est pas dans ce premier instant qu'il faut penser à la saignée du pied, on ne réussiroit jamais; on ne feroit que précipiter la mort. Il est question d'abord de crisper & de resserrer très-promptement la rupture des vaisseaux, & d'y former un caillot du sang extravasé qui se trouve à l'ouverture de ceux qui sont déchirés : il ne faut pas une

(*) *New practice , by P. Shaw.*

demi

demi heure pour réussir. Deux gros
d'Esprit de Vitriol dulcifié, donnés
dans un verre d'eau froide, arrêtent
le sang à coup sûr. Deux heures
après il faut encore donner le même
remède à la même dose; & six heures ensuite, si le malade ne dort pas,
il faut le saigner du pied très-ample-
ment. On pourra se contenter après
cela de lui faire prendre un demi
gros d'Esprit de Vitriol dulcifié, toujours dans un verre d'eau froide, de
six en six heures seulement. C'est par
cette méthode que j'ai toujours arrêté
les hémorragies du Poumon. Ceux
qui ont écrit sur la Pharmacologie,
prescrivent ce médicament à la dose
de dix, ou de vingt, jusqu'à trente
gouttes. Mais j'ai osé passer leurs
ordres de beaucoup: j'en ai fait prendre dans des cas pressans plusieurs
onces en moins de vingt-quatre
heures; & j'ai par ce moyen conservé
la vie à de braves Citoyens. J'avois

quantité de fois eu lieu de mé convaincre qu'on ne réuſſiſſoit pas auſſi ſouvent qu'on le devroit dans la pratique , parcequ'on étoit trop aſſervi à donner les médicamens en trop petite doſe ; ſur-tout dans les grands accidens , où la perte d'un ſeul moment peut cauſer celle du malade.

Sitôt que le vomiſſement de ſang eſt arrêté, il faut mettre le malade à une diète reſtaurante , mais de très facile digeſtion : tout ce qu'il boit & tout ce qu'il mange doivent être froids : il ne faut point de chaleur ſenſible dans ſa chambre en Hiver ; **en** Eté il faut la refroidir. Après quinze jours de cette ſévérité , on ſe relâche un peu ; c'eſt le temps où la rupture du Poumon commence à ſuppurer ; le reſte du ſang extravaſé ſe convertit auſſi en matière ; l'Ulcère ſe forme. Il arrive cependant très-ſouvent que la ſuppuration n'a pas lieu ; mais ſi elle ſurvient, il faut néceſſairement

recourir promptement aux balfamiques dont j'ai parlé au traitement de
la Vomique & du Tubercule , pour
confolider & cicatrifer la plaie fup-
purante du Poumon. Le régime , l'air
pur , un peu de promenade , le mouvement du cheval , celui du caroffe ,
contribueront au rétabliffement du
malade. Cette méthode d'arrêter l'hémorragie du Poumon , doit être fui-
vie dans tous les cas où elle fe préfente , n'importe par quelle caufe
que ce foit. Si elle eft produite par la
fuppreffion des règles , on doit d'a-
bord empêcher qu'elle ne devienne
mortelle ; & on l'arrêtera comme les
autres. Mais il eft queftion chez les
femmes , immédiatement après qu'on
a arrêté l'hémorragie en refferrant
les vaiffeaux qui ont été rompus dans
le Poumon , de travailler promptement à ouvrir ceux de la matrice.
Les petites faignées du pied , les demi-
bains , & les laxatifs prudemment

adminiſtrés, rappelleront les règles à leurs routes naturelles ; & l'hémorragie du Poumon ceſſera dès que ces femmes ſeront bien réglées. Si la ſuppuration du Poumon avoit lieu chez elles à la ſuite du vomiſſement de ſang, il faudroit leur donner les remèdes & les ſecours que j'ai preſcrits pour les hommes.

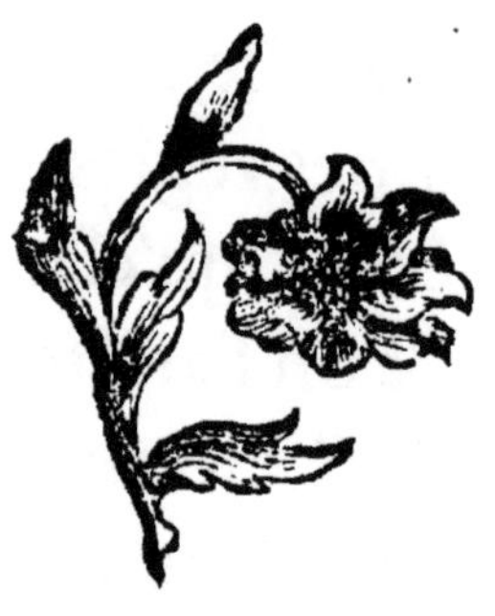

CHAPITRE XII.

Traitement de l'Ulcère du Poumon.

RIEN n'eſt plus fréquent ni plus ridicule dans la ſociété, que d'entendre ſans ceſſe les hommes diſputer ſur les mots, & de les voir ne prendre jamais la choſe dont il eſt eſſentiellement queſtion, que pour le moindre objet de la diſpute. Il n'y a pas huit jours que j'eus encore un nouvel exemple de cette futilité d'eſprit, qui n'aperçoit que des nuances frivoles de diſtinctions inutiles & qui eſt toujours prévenu ou paſſionné au point de ne jamais voir les faits les plus ſenſibles & les plus frappans. Il étoit queſtion du mot *Ulcère*, à l'occaſion d'un Poumon ſuppurant & je crois que la conteſtation dure encore. Certainement, ceux qui ne peuvent dans les accidens les plus redoutables , s'occuper que de minuties , de diſtinctions , & de diſputes , méritent bien qu'on les leur laiſſe en partage.

Toutes les fois qu'il y a ſuppuration au Poumon , il y a néceſſairement ou une plaie , une déchirure , une bleſſure , une éroſion , ou enfin une ſolution de continuité quelconque ; & c'eſt auſſi tout ce qu'on a coutume de nommer *Ulcère* , en prenant ce mot dans ſa ſignification la plus étendue. Cet Ulcère peut être ſitué à l'extérieur du Poumon , avec ou ſans adhérence à la plèvre ; il peut être placé partout dans l'intérieur de ce viſcère , & il ſera très-ſouvent la ſuite des maladies & des accidens dont j'ai parlé dans ce Traité. Les uns ou les autres de ces accidens auront fait naître une rupture du Poumon , un Abcès , une Vomique , des Tubercules , ou une Empième , & le fond de l'un ou de l'autre formera l'Ulcère.

Il n'y a qu'une feule maladie fuppurée du Poumon, qui ne dépende point d'un Ulcère particulier : c'eft lorfqu'il eft totalement infiltré de matière, fans la moindre apparence de plaie. Mais cependant, cet état même dépend uniquement d'une infinité de petits Ulcères dans la fubftance des parties conftituantes du Poumon, & ce font eux qui fourniffent à l'étonnante quantité de fuppuration que crache le malade. Chacun peut s'en convaincre par l'ouverture des cadavres de ceux qui meurent de cette maladie : on ne trouvera pas un feul point dans toute l'étendue du Poumon, d'où il ne tranffude une matière fuppurée très-blanche, très-légère, & bien digérée.

Il eft peu poffible de nettoyer, de confolider, & de cicatrifer les parties fuppurantes du Poumon, fans

avoir recours aux remèdes balfamiques : ce font abfolument les meilleurs, les plus efficaces, & les feuls
capables de tarir le fond d'une fuppuration. La variété des alimens, les
boiffons, la diète, le régime, ne font
que les acceffoires ; ils ne doivent
être dirigés que fuivant l'âge, le fexe,
le tempérament , le climat , l'an-
cienneté & la force de la maladie.
C'eft l'affaire du Médecin intelligent
& éclairé , de faifir & de fuivre
habilement les différentes indications dont la variété eft infinie.

Il faut bien prendre garde que
dans le traitement de la fuppuration
du Poumon, la diète ne foit pas trop
févère. Toutes les fois que le malade
eft trop peu nourri , les pertes qu'il
fait fans ceffe l'affoibliffent de plus
en plus : fon fang s'aigrit , il s'ap-
pauvrit , il fe charge d'une grande
quantité de la fuppuration ; il pourrit
enfin , & le malade en meurt em-

poifonné. C'eft par cette raifon que fur cent malades que l'on met au lait pour toute nourriture , on en perd la moitié. Cet aliment eft tres-difpofé à s'aigrir , à pourrir , à donner le fcorbut ; il eft incapable de foutenir un Adulte ; il faut abfolument y joindre quelque chofe de plus reftaurant & de moins corruptible ; on doit d'abord le rejetter comme funefte s'il caufe le dévoiement. Il y a tant d'autres nourritures qui n'ont pas les défauts ni les inconvéniens du lait, & qui font infiniment plus faines, qu'il femble qu'on ne devroit pas tant infifter fur celle-là, ou n'en pas tant abufer. Si l'on dit encore que c'eft la mode , & qu'il n'y a pas moyen de s'en défendre ; on peut fe fouvenir que les modes ne font faites que pour ceux qui manquent de reffources. Il ne doit plus être queftion de fuivre la mode , quand il eft queftion de fauver la vie.

Lorsqu'on juge à propos de faire prendre du lait aux malades, il faut préférer celui d'Anesse : le lait de Vache est trop gras & trop pesant ; celui de Chèvre est trop pierreux & trop puant. Si le malade prend du lait le matin à jeun, & en se couchant le soir, c'est assez : il doit prendre à dîner des alimens légers, très-sains, & nourrissans. La variété en est fort grande, on a beaucoup de quoi choisir.

FORMULES.

Prenez, Gomme Arabique,
     Oliban,
     Mastic,
     Benjoin,
     Baume de Tolut sec, de
        chacun trois gros.
     Mirrhe,
     Saffran Oriental, de
        chacun un gros.

Le tout étant réduit en poudre &

passé au tamis, on le mêlera avec de la Conserve de Roses, & ensuite on y ajoutera du Syrop de Violettes autant qu'il en faut pour rendre cette espèce d'électuaire d'une consistance convenable.

AUTRE MANIERE.

Prenez les Baumes précédens à dose quadruple ; faites-les dissoudre dans de l'Esprit de Vin en les tenant au Bain de sable plusieurs jours. Alors passez la liqueur, & mettez-là dans un vase de Porcelaine, évaporez lentement tout l'Esprit de Vin jusqu'à ce qu'il ne reste qu'un extrait assez mou. On pourra le faire prendre aisément en bols, à la dose prescrite. On peut varier ces différens ingrédiens ; y en ajouter ou en retrancher suivant les indications & les symptômes particuliers qui accompagnent les maladies du Poumon. C'est aux Médecins à juger de la nécessité d'ajouter ou de supprimer. Il est souvent indispensable d'y joindre le Cachou, l'Extrait de Quinquina, la Poudre de Racine de Guimauve, le Sel d'Absynthe, ou la Fleur de Soufre : cela dépend des accidens.

F I N.

APPROBATION.

J'AI lu par ordre de Monseigneur le Vice-Chancelier, un Manuscrit intitulé : *Traité des maladies du Poumon, par M. Coste, Médecin,* & je n'ai rien trouvé dans cet Ouvrage qui puisse en empêcher l'impression. A Paris, ce 17 Novembre 1766.

MACQUER.

Le Privilége est au Traité de la Goutte, du même Auteur.

CORRECTIONS.

Page 5. *ligne* 16. le presser, *lisez* se presser.
Pag. 7. *lig. derniere,* humeur, *lisez* tumeur.
Pag. 8. *lig. dern.* la pesanteur, *lisez* sa pesanteur.
Pag. 55. *lig.* 9. des, *lisez* ces.
Pag. 86. *lig.* 16. torrodé, *lisez* corrodé.
Pag. 95. *lig.* 5, dévoiement, *lisez* le dévoiement.
Pag. 116. *lig.* 12. tiede, *lisez* tiédie.